幸「孕」妈妈

孕检
全程指导

曹伟 许鼓 ◎主编

黑龙江科学技术出版社
HEILONGJIANG SCIENCE AND TECHNOLOGY PRESS

图书在版编目（CIP）数据

孕检全程指导 / 曹伟，许鼓主编 . -- 哈尔滨：黑
龙江科学技术出版社，2018.6
（幸"孕"妈妈）
ISBN 978-7-5388-9614-5

Ⅰ.①孕… Ⅱ.①曹… ②许… Ⅲ.①妊娠期 – 妇幼
保健 – 基本知识 Ⅳ.① R715.3

中国版本图书馆 CIP 数据核字 (2018) 第 058804 号

孕 检 全 程 指 导

YUN JIAN QUAN CHENG ZHIDAO

作　　者	曹伟　许鼓
项目总监	薛方闻
责任编辑	梁祥崇　许俊鹏
策　　划	深圳市金版文化发展股份有限公司
封面设计	深圳市金版文化发展股份有限公司
出　　版	黑龙江科学技术出版社
	地址：哈尔滨市南岗区公安街 70-2 号　邮编：150007
	电话：（0451）53642106　传真：（0451）53642143
	网址：www.lkcbs.cn
发　　行	全国新华书店
印　　刷	深圳市雅佳图印刷有限公司
开　　本	685 mm × 920 mm　1/16
印　　张	13
字　　数	180 千字
版　　次	2018 年 6 月第 1 版
印　　次	2018 年 6 月第 1 次印刷
书　　号	ISBN 978-7-5388-9614-5
定　　价	39.80 元

序言
PREFACE

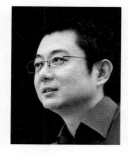

许鼓
母婴护理专家、超级奶爸
育婴蜜语网（www.yymy.cn)创
始人

孕前检查很重要，备孕阶段不能少

母爱是伟大的，做妈妈是无私的。生儿育女不但是我们生命的延续，而且能使我们的生活充满快乐、爱心、幸福、希望与憧憬，因此孕育生命是一项神圣而又伟大的爱心工程。从备孕、怀孕到分娩、坐月子，再到养育新生儿，每对夫妇都会经历人生最为特殊和美妙的一段时光。从二人世界的甜蜜跨入三口之家的温馨，其中需要科学的孕育知识，为你们的孕育之旅保驾护航。科学地孕育、有规划地保健，无疑可以让十月怀胎的漫长孕育过程充满理性和智慧，为宝宝出生后的聪明健康更多一分把握。

如今，医学科学的不断发展为天下即将为人父母的年轻人实现自己的美好愿望打开了一扇希望之窗。要保证孕妈妈在妊娠足月时，能够安全娩出发育良好的新生儿，就必须了解孕期保健的各种常识，从而运用科学的知识和手段，避免外界有害因素对妊娠的危害。因此从备孕开始，你们的每一个举动都可能会对宝宝产生至关重要的影响。整个怀孕过程中，母体发生着万千神奇变化，很多女性都是第一次怀孕，但只要认真学习科学的方法，从验孕、确认怀孕直到宝宝降生将会是非常顺利的过程。

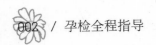

而在这一过程中，孕前检查和产前诊断是一个不可忽视的内容。很多时候，医生对准妈妈说好多遍"产前的每次体检都是为了保证您和您未来的宝宝一切正常"，但是都不如来自身体里的宝宝的真实信息，更能激发准妈妈对产检的热情和幸福感。

在整个怀孕过程中，要做血液检测、尿液检测、血压测量……这么多的检测，您不大容易了解其所以然，更不用说那些难以理解的检测数据和医学术语，如颈部透明带、羊膜腔穿刺术、弓形虫病……因此，只要妇产科医生表情忧虑，或者助产士皱一皱眉头，您就会没有理由地紧张起来。产前检查，在很多准妈妈的体验中都是冰冷、机械、不得不接受的非愉快经历。本书从独特的视角入手，叙述了孕前健康检查、妊娠诊断、孕期生理变化、孕期母胎监护、产前诊断、妊娠并发症等内容，说出了每位孕妇都应知应会的孕检知识。可以说，本书就是您贴心而完美的孕育宝典！

此外，本书按孕月分章节，根据孕早期、孕 16 周、孕中期、孕晚期各个阶段的产检结果，在告知孕宝宝的成长变化、体重、头顶径、股骨长等数据，让准妈妈对尚未见面的宝宝的生长发育有一个连续深入的了解。在此基础上，我们提倡让准妈妈在产检之外自行监测，并对照记录。若宝宝发育迟缓或者过快，我们会提供解决方案。同时，我们还会为准父母回答一些经常遇到的问题。

总之，全书内容全面，通俗易懂，科学实用，是陪伴孕育夫妇平安而愉快地度过怀孕的快乐时光的科普指导性图书。希望本书能为处在迷茫期的准爸妈们答疑解惑，为你们的孕育全程提供简明又实用的指导，帮助你们顺利拥有健康聪明的宝宝。

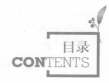

目录
CONTENTS

P01 前4周非常关键

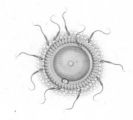

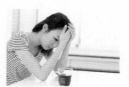

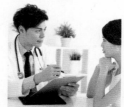

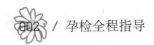

P02 孕早期的检查是重中之重

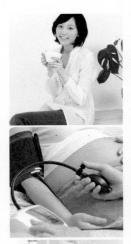
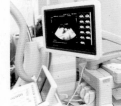

P_{art}03 孕12～16周的检查

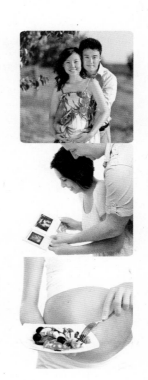

P_{art}04 孕中期的检查（17～28周）

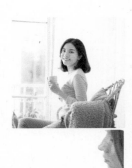
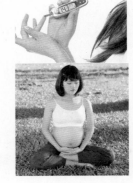

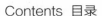

Part 05 孕晚期的检查（28～36周）

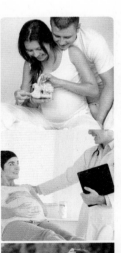

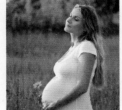

Part 06 恭喜你宝宝要出生了（37~40周）

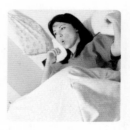
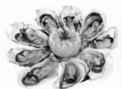
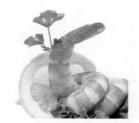

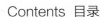
Part 07 孩子出生了

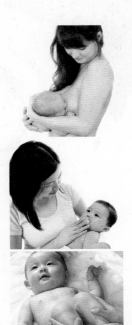

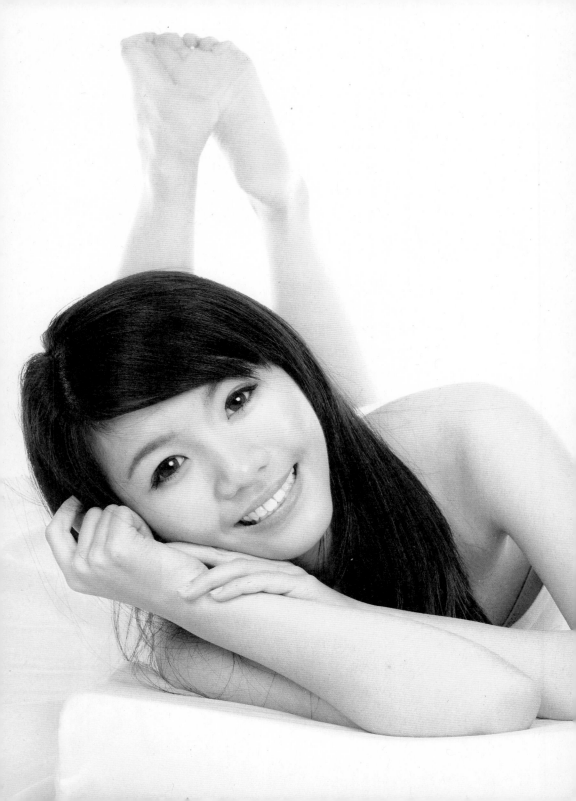

Part 01

前4周
非常关键

"老朋友"没有如期而至，
看着验孕棒上的"小班长"，
我知道，我的小天使来到了我的身边！

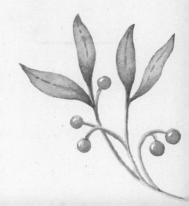

一、妇产科医生的自述

孕育生命是一个缓慢而艰辛的历程，也是感受快乐、享受喜悦的过程。

作为一名妇产科医生，初为人母的心情也是很复杂的，喜悦之余又有点担心，因为我们医生的工作生活中，接触更多的是患者，虽然非常了解哪些是正常的，哪些是不正常的，但担心是免不了的。我想，其他的妈妈们应该会有更多的担心吧。

我们业内的一些调查显示，很多孕妈妈对孕早期检查不够重视，早期产检率仅为48.59%，有51.41%的女性做第一次产前检查的时间是在怀孕12周之后。有些孕妈妈认为，早期不用做检查，到3个月以后建档时再好好查就可以了；还有些孕妈妈认为，早期是胎儿生长的关键期，还是不要做B超了，以免对胎儿造成影响。其实，这些想法都是不对的。

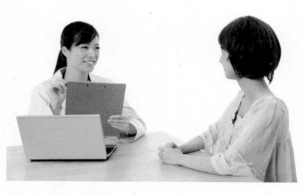

研究表明，孕早期检查是筛选高危妊娠、降低孕产妇死亡率和围产期死亡率的关键。因此，孕妈妈应提高对孕早期检查的重要性和必要性的认识。如果近期在计划要宝宝，如果出现月经超期没来，或者月经来了但量较少，以及和以往不同的情况就应该积极应对了。要是觉得去医院麻烦，可以先自己在家做个尿试纸验孕的检查（具体操作我们之后有详细的介绍），明确是否已怀孕，如果不能确定的话应及时咨询妇产科医生或去医院就诊。

二、胎儿这个月的发育过程图和发育指标

胎宝宝的生命是从准妈妈末次月经的第一天开始计算的。在前两周的时间里，"胎宝宝"只是一枚未受精的卵；在第3~4周的时间里，刚刚成为受精卵的"胎宝宝"便开始了从输卵管到子宫的漫长旅程。不知不觉间，现在的你已经做了一个月的孕妈妈了。一般"胎宝宝"（受精卵）的心脏从受精的第2周末开始逐渐成形，到第3周时便开始搏动且肝脏也从这个时期开始逐渐发育，虽然眼睛和鼻子的雏形还未生成，但嘴巴与下肢的雏形已悄然逐渐呈现。

其实，这个时期的"胎宝宝"（受精卵）叫做"胚泡"。胚泡与子宫内膜接触并埋于子宫内膜里，称为"着床"，或者称为"植入"。具体说就是，已经受精的卵子会分泌分解蛋白质的酶，进而破坏子宫内膜，在内膜

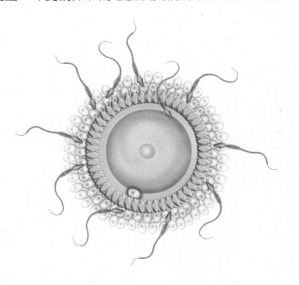

表面造成一个缺口，并逐渐向里层侵蚀。当受精卵进入子宫内膜之后，子宫内膜上的缺口迅速修复，把受精卵包围。这样，受精卵便着床了。这一过程发生在受精的第7~8天。此时的受精卵称做"囊胚"。着床后的胚胎慢慢长大，此时大脑的发育已经开始，受精卵不断地分裂，一部分形成大脑，另一部分则形成神经组织。到一个月末之时，胚胎长约0.5厘米，呈椭圆形中部鼓起，这便是心脏——它虽不具有心脏的形状但它已经有了活力，并且在不像人形的身体中跳动着。

三、孕妈妈这一阶段的重要检查

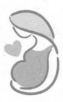

怎么判断是否怀孕

确认是否怀孕，一般来说有三种方法：验晨尿、验血和B超检查。

验晨尿

验晨尿即尿液测试，是最常用的方法，也可以自己在家里用"早早孕测试纸"检测，药店都有售。一般受精后14天，就可以测出来，孕早期最好是使用晨尿测试。所谓尿液测试就是利用尿液中所含的HCG检查是否怀孕。HCG（Human Chorionic Gonadotropin）即人类绒毛膜性腺激素，是怀孕女性体内分泌的一种激素，这种激素存在于尿液中。一般的验孕剂是利用装置内的单株以及多株HCG抗体与尿液中的抗原结合而呈现的反应判定怀孕与否，俗称"验孕棒"或"验孕试纸"。

验孕试纸的使用方法

①在使用验孕试纸前，务必先仔细阅读包装盒上的所有说明，有些验孕试纸可能会指定必须采当天早上第一次尿液，测试时请勿超过MAX线。

②用洁净、干燥的容器收集尿液（如刚怀孕，则用早晨第一次尿液为最佳）。

③将试纸条有箭头标志的一端浸入装有尿液的容器中，约3秒后取出平放，30秒至5分钟内观察结果。

参照标准

未怀孕：只出现一条对照线，表示没有怀孕。

怀孕：出现两条线，即对照线和检测都显色，且检测线明显清晰，表示已经怀孕；如对照线明显清晰而检测线显色很浅，表示可能怀孕，请隔两天用新的验孕试纸采集晨尿重新检测。

无效：5分钟内无对照线出现，表示测试无效。

使用验孕试纸的注意事项

①尽量采用早晨的第一次尿液进行检测，因为这个时候的激素水平最容易检测出来。实在不行的话，孕妈妈要保证尿液在膀胱中起码贮存了4小时再用来检测。

②不要为了增加尿液而喝过多的水，因为这会稀释激素的水平，可能使检测的结果出现假阴性。

③在开始检测之前要仔细阅读说明书，准确按照每个步骤去做。

④一些药物可能会影响到测试的结果，所以一定要仔细阅读标签说明。

温馨提醒：如果是宫外孕的话，HCG水平会表现为低于正常停经天数或者和正常宫内孕一样，因此不能仅通过验孕试纸检测来判断，一定要看医生。

准确程度

①正规品牌的验孕试纸准确率在85%~95%。

②排卵是在月经周期的第14天左右，假设此时受精成功了，那么受精卵要产生HCG最快需要六七天，而HCG真正开始大量分泌是在孕卵着床后，而孕卵着床至少需要11天。所以，使用验孕试纸，最早6天可能会有结果，要想比较准确的话就等11天后。

验血

验血是最准确的方法，卵子受精后7天即可在血清中检测出人类绒毛膜促进性腺激素（HCG），一般是采静脉血。

有些女性孕初期HCG水平低，用试纸测试时检测线颜色比较浅，无法判断是否怀孕。这种情况建议去医院验血，通过分析HCG和孕酮判断是否怀孕。

HCG是妇产科医生们所熟悉和最常使用的"妊娠试验"激素。它是有 α 和 β 二聚体的糖蛋白质组成。 α -亚单

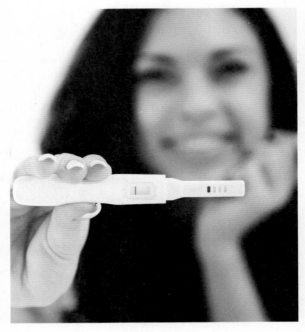

位为垂体前叶激素所共有， β -亚单位是HCG所特异，即 β -HCG，因此 β -HCG 更具有特异性。

测定时间	标本	旧制单位正常值	旧→新系数	法定单位正常值	新→旧系数
非孕时	血	<3.1ng/ml	1	<3.1μg/L	1
孕7~10天	血	>5.0mIU/ml	1	>5.0IU/L	1
孕30天	血	>100mIU/ml	1	>100IU/L	1
孕40天	血	>2000mIU/ml	1	>2000IU/L	1
孕10周	血	50~100IU/ml	1	50~100kIU/L	1
孕14周	血	10~20IU/ml	1	10~20kIU/L	1
滋养细胞疾病	血	>100IU/ml	1	>100kIU/L	1

孕酮（黄体酮）是由卵巢黄体分泌的一种天然孕激素，在体内对雌激素激发过的子宫内膜有显著形态学影响，为维持妊娠所必需。

药理作用

①在月经周期后期使子宫黏膜内腺体生长→子宫充血→内膜充血→内膜增厚，为受精卵植入做好准备。受精卵植入后则使其产生胎盘，并减少妊娠子宫的兴奋性，抑制其活动，使胎儿安全生长。

②在与雌激素共同作用下，促使乳房发育，为产乳作准备。

③使子宫颈口闭合，黏液减少变稠，使精子不易穿透；大剂量时通过对下丘脑的负反馈作用，抑制垂体促性腺激素的分泌，产生抑制排卵作用。

④竞争性对抗醛固酮，促使钠离子和氯离子的排泄并利尿。

⑤有轻度升高体温作用，使月经周期的黄体相基础体温较高。

如果孕酮低，常见的症状如下所列：不育、甲状腺功能不全、抑郁、纤维囊性乳房、体重增加、胆囊疾病、低血糖、惊恐发作、保水、月经周期不规则、月经期间血液凝块、缺镁、阴道干燥、乳房胀痛。

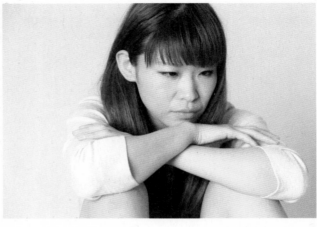

如果在怀孕前的几个星期孕酮水平大幅下降，就可能会导致流产。

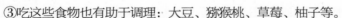

● 孕酮低该怎么办

①定期孕检，合理作息，平衡膳食，如有不适就到医院就诊，遵医嘱治疗。

②食疗法：准备黑豆30克，黑糯米50克，红糖适量，然后放一起煮，煮好食用即可；准备益母草30克，当归15克，鸡蛋2个，用两碗水煎成一碗，然后带蛋壳放进去同煮，熟后剥壳再扎一些小孔，在滤渣后的药汁里煮几分钟，连汤和蛋吃掉。每天1次，1~2个月。

③吃这些食物也有助于调理：大豆、猕猴桃、草莓、柚子等。

④也可选择吃一些黄体酮药物来补充。

孕酮不同时期的正常值

测定时间	标本	旧制单位正常值	旧→新系数	法定单位正常值	新→旧系数
卵泡期	血	0.2~0.6ng/ml	3.18	0.6~1.9nmol/L	0.3145
黄体期	血	6.5~32.2ng/ml	3.18	20.7~1.2.4nmol/L	0.3145
孕7周	血	24.5±7.6ng/ml	3.12	76.4±23.7 nmol/L	0.32
孕8周	血	28.6±7.9ng/ml	3.12	88.21±23.7 nmol/L	0.32
卵泡期	血	24.5±7.6ng/ml	3.12	89.2±24.6 nmol/L	0.32
孕9~12周	血	38.0±13.0ng/ml	3.12	118.6±40.6 nmol/L	0.32
孕13~16周	血	45.5±14.0ng/ml	3.12	142.0±43.7 nmol/L	0.32
孕17~20周	血	63.3±14.0ng/ml	3.12	197.5±43.7 nmol/L	0.32
孕21~24周	血	110.9±35.7ng/ml	3.12	346.0±111.4 nmol/L	0.32
孕25~34周	血	110.9±35.7ng/ml	3.12	514.8±111.4 nmol/L	0.32
孕35周	血	202.0±47.0ng/ml	3.12	630.2±146.6 nmol/L	0.32
绝经期	血	<1.0ng/ml	3.18	<3.2 nmol/L	0.3145
孕13~36周	血	55.0ng/ml	3.12	171.6 nmol/L	0.32
足月妊娠	血	26.0ng/ml	3.12	81.1nmol/L	0.32

特别提示：

①由于不同医院的检验单位有可能不同，所以上述数值仅供参考，如果对检测结果有疑问，请进一步向医生咨询。

②mIU和mU是一样的（mIU中间的I是"国际"的意思）。1U/ml=1000mU/ml=1000mIU/ml。

B超检查

一种是阴式彩超，可确诊5周左右的宫内孕，但是因为很多人认为阴式彩超会刺激宫颈等引起流产，除非特殊情况，医生也不愿意予以行阴式彩超。

第二种是腹部超声，需要膀胱充盈后检查，可确诊超过6周的宫内孕，但也受很多因素的影响，比如腹部脂肪的厚度、子宫的位置、膀胱充盈的情况等。

孕早期的B超一般来说有两种：

很多孕妈妈认为早期的超声波会对宝宝有影响，我个人的建议是，在孕7周之前，可以不进行B超检查，但若出现了令人揪心的情况，如阴道流血、突然腹痛，借助B超确定胚胎是否存活，能否继续妊娠；有无异常妊娠像宫外孕或葡萄胎，则是最直接和可靠的手段。在这个时候我们一定要做B超检查哦！

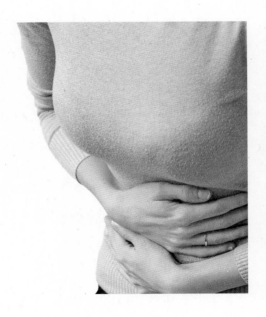

四、产科医生的私房建议

孕妇用药慎用 ≠ 禁用

　　既然药物对怀孕会有很大的影响，孕妈妈在孕期用药时一定要谨慎，应在医生的指导下正确使用，切莫自作主张滥用药物。要知道，药物会通过一定途径到达胎宝宝的体内，很可能会对胎宝宝带来非常不好的影响，所以孕妈妈切不可随便服药，如果有其他疾病，应在医生的指导下正确地用药。医生会选用对胎宝宝无害或者影响小的药物。必须要服用的药物就要遵从医嘱服用；如果在早孕不知情的情况下服用过药物，孕妈妈可到遗传科咨询药物对胎儿是否有影响。

　　下面，就来看看哪些药物能够致畸吧。

　　　　抗生素类药物： 抗生素有较大影响类药物有四环素、土霉素、链霉素、庆大霉素、新霉素等。

　　　　性激素类药物： 包括孕激素制剂、雌激素类、醋酸氯烃甲烯孕酮等，女性在孕期不当服用这些药物会导致不同程度的致畸结果。

　　　　抗甲状腺药： 抗甲状腺药物（如硫脲嘧啶、甲硫脲嘧啶、丙硫脲嘧啶）和碘制剂可以经过胎盘进入胎宝宝体内而引起胎宝宝甲状腺功能减退及代偿性甲状腺肿大、智力发育缓慢、骨生长迟缓，严重的还会出现克汀病（地方性呆小症）。

　　　　抗癫痫药及镇静催眠药： 苯妥英（抗癫痫药）、巴比妥类（镇静催眠药）。

糖尿病治疗药物：孕妈妈在孕期服用磺酰脲类药物（如甲苯磺丁脲、氯磺丙脲等），可引发死胎或胎宝宝畸形，畸形表现为内脏畸形、并指、耳和外耳道畸形、右位心等。

抗癌药物：在孕妈妈妊娠的早期过程中，孕妈妈服用抗癌药物，可引发流产、胎宝宝宫内死亡或先天性畸形等。在孕中期和孕晚期服用抗癌药物，致畸危险则相对减少，但早产和死胎发生的可能性增加，尤其是一些抗代谢类药物的危害最大，如环磷酰胺、氟尿嘧啶、甲氨蝶呤等。

远离烟酒和油烟

有实验证明，受精后3~8周是致畸的最敏感期，受精9周以后，敏感性很快下降。若胚胎在3~8周前受到致畸因素作用，易发生中枢神经系统缺陷（大脑发育不全、小儿畸形、脊柱裂、脑积水等）、心脏畸形、肢体畸形、眼部畸形、唇裂等。如果在孕9~12周受损害，则易发生耳畸形、腭裂、腹部畸形等。要注意的是，神经系统、生殖系统、骨骼系统在整个胎儿期均持续发育；在器官形成后不良因素还可引起功能障碍。

所以，我们建议孕早期的你应尽量避免对胎儿不利的因素，特别注意保护好"成形期"胚胎的正常发育，为生个健康聪明的宝宝做好第一步。下列不利因素孕妈妈要想办法远离。

酒精：酒精是公认的致畸物。孕期饮酒导致胎儿畸形的概率极高。孕期的你应绝对禁酒。

烟熏环境：吸烟或被动吸烟都会影响胎儿发育。目前虽未见明显引起胎儿畸形的病例，但造成出生低重儿、发育迟缓儿极常见。

此外，孕妈妈还应该注意远离厨房的油烟。据有关研究资料表明，厨房烹饪菜肴时释放出的有害气体要比室外中的溶度高，比如能使二氧化碳的溶度超过国家标准的5倍，使氢氧化物的溶度超过国家标准的14倍等，当胎儿把这些有害气体吸入体内时，他们通过呼吸道进入到血液之中，然后通过胎盘屏障进入到胎儿的组织和器官内，由此，胎儿的正常生长发育就会受到干扰和影响。

尽量避免辐射

胎宝宝对放射物质非常敏感，因此孕妈妈应避免接触各类放射性物质。孕妈妈注意不要做X线透视检查，放射性磷、碘等检查也不能做，就诊时应向医生讲明自己的妊娠情况。日常生活中，尽可能减少手机、电脑的使用次数与时间。

对于职场孕妈妈而言，防辐射服是必不可少的。目前市场防辐射服的种类有很多，在购买之前，孕妈妈一定要先了解怎样选购一款最适合自己的防辐射服。

此外，孕妈妈还应当注意工作与生活环境中的危险，比如抗肿瘤药物、酒精、苯、环氧乙烷、三氯乙烯、四氯化碳等能够引起基因病毒反应；汞、有机溶剂、麻醉剂、细胞生长药物制剂、致突变剂、致畸剂和致癌剂等则易产生妊娠毒性作用。

更需要讲究卫生

许多病毒（风疹、巨细胞病毒、单纯疱疹病毒、流感病毒、肝炎病毒、梅毒螺旋体、弓形体病）感染都会影响胎宝宝发育，甚至造成胎儿畸形。因此孕妈妈要避免到人群拥挤的公共场所；不要与病人接触；要注意个人卫生；勤晾晒衣服、被褥；勤洗手；不要吃小摊上的食物以及变质、不卫生食物。

孕妈妈经常洗澡可以保持身体的清洁、促进身体的血液循环，还能够消除疲劳，但是洗澡时千万注意不要滑倒。最好选择淋浴，这样可避免盆腔感染。孕期洗澡水温以30~40℃为宜，洗澡时间以15~20分钟为佳，时间过长容易引起身体疲劳。由于洗澡时空气流通较差，易出现头晕现象，同时水温过热过冷都会增加流产的风险。

👣 需要补充叶酸的真相

由于饮食习惯的影响，我国约有30%的育龄女性缺乏叶酸，北方农村女性更为严重。

叶酸是B族维生素的一种，曾被叫做"维生素M""维生素B"，由于它最初是由菠菜叶中分离出来的，所以现在习惯把它称为叶酸。

叶酸是胎儿生长发育中不可缺少的营养素。若不注意孕前与孕期补充叶酸，则有可能会影响胎儿大脑和神经管的发育，造成神经管畸形，严重者可致脊柱裂或无脑畸形儿。研究发现：女性孕前1~2个月内每天补充400微克叶酸，可使胎儿发生兔唇和腭裂的概率降低25%~50%，先天性心脏病患儿出生概率也可降低35.5%。此外，叶酸还可以有效提高孕妈妈的生理功能、提高抵抗力、预防妊娠高血压等。

叶酸补充的最佳时间应该从你准备怀孕的前3个月至整个孕期。如果你是事先计划好而怀孕的孕妈妈，相信在这之前的3个月，你已经开始补充叶酸了；如果你是刚刚才知道已经怀孕的孕妈妈，从现在一直到孕3个月，每天坚持服用定量的叶酸也是可以的。

正常的叶酸补充对孕妈妈来说是必须的，但大剂量地服用叶酸反而会产生毒副作用，如影响锌的吸收而导致锌钙缺乏，使腹中的宝宝发育迟缓、出生时体重偏低。此外，大剂量地摄入叶酸，还会掩盖维生素B_{12}缺乏的症状，从而导致严重的不可逆的神经系统损害。因此，妇女怀孕前3个月到怀孕后3个月期间，每天服用0.4毫克叶酸增补剂即可。

安全、恰到好处地补充叶酸应该注意以下几点：首先应从最天然的食物补充开始，绿叶蔬菜中叶酸的含量都很高，你可以让它们经常出现在你的餐桌上。下表中所列的食物，都含有叶酸，孕妈妈可以通过食用下列食物来补充叶酸。

不过，由于叶酸是水溶性维生素，在高温、光照条件下均不稳定，食物中的叶酸烹调加工后损失率可达50%~90%，所以一般从饮食中获得足够叶酸非常困难，孕妈妈可多摄入添加了丰富叶酸的营养品，也可以通过坚持喝奶粉补充叶酸。

女性所需叶酸的主要来源

蔬菜：莴苣、菠菜、西红柿、胡萝卜、花椰菜、油菜、小白菜、扁豆、蘑菇等。

水果：橘子、草莓、樱桃、香蕉、柠檬、桃子、杨梅、酸枣、山楂、石榴、葡萄等。

谷物：大麦、米糠、小麦胚芽、糙米等。

动物食品：动物肝脏、肾脏、禽肉及蛋类、牛肉、羊肉等

豆类：黄豆、豆制品等。

坚果：核桃、腰果、栗子、杏仁、松子等。

补充蛋白质

孕早期小胚胎还不能自身合成生长发育需要的氨基酸，必须由孕妈妈供给。因此，孕妈妈一定要摄取足够的且容易消化吸收的优质蛋白质。孕早期，由于孕吐反应，孕妈妈不一定喜欢吃动物蛋白的食物，可采用豆类及豆制品、干果类、花生酱、芝麻酱等植物性蛋白质食物代替。有些孕妈妈不喜欢喝牛奶或喝牛奶后腹胀，可以用酸牛奶、豆浆来代替。

补充维生素和矿物质

胎儿期和出生的第一年，是决定宝宝骨骼和牙齿发育好坏的关键时期，所以要确保钙、磷的足够摄入。胎儿对锌、铜元素需求也很多，缺锌、缺铜都可导致胎儿骨骼、内脏及脑神经发育不良。谷类以及蔬菜、水果中富含各种维生素、矿物质和微量元素，注意多吃此类食物。

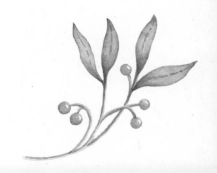

要当心感冒

孕妈妈最好避免患感冒，平时要尽量少到公共场所，加强营养，保证睡眠，少与感冒患者接触，以减少感染的机会。若不幸患上感冒，孕妈妈应在医生指导下选用安全有效的方法进行治疗，自己千万不可随意服药，以免对母体和胎儿造成不良影响。一般可选用以下几种方法。

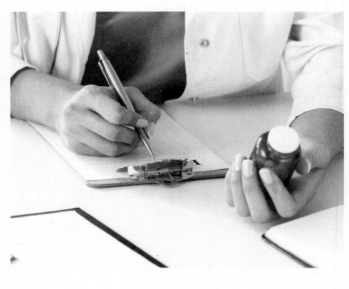

轻度感冒

如孕妈妈感冒了，但不发热，或发热时体温不超过38℃，可增加饮水，补充维生素C，充分休息，感冒症状就可得到缓解。如果孕妈妈有咳嗽等症状，可在医生指导下用一些不会对胎儿产生影响的中草药。

重度感冒，伴有高热、剧咳

当孕妈妈体温在39℃以下时，可选用柴胡注射液退热和纯中药止咳糖浆止咳。同时，也可采用湿毛巾冷敷，或用30％左右的酒精（或将白酒兑水冲淡1倍）擦浴，起到物理降温的作用。抗生素可选用青霉素类药物，不可使用喹诺酮（如氟哌酸等）和氨基甙类（如链霉素、庆大霉素等）药物。

如果孕妈妈体温达到39℃以上，且持续3天以上，可分以下两种情况来处理。

第一种情况

孕妈妈感冒的时间是处在排卵以后2周内，用药就可能对胎儿没有影响。

第二种情况

感冒的孕妈妈处在排卵以后2周以上，这一时期，胎儿的中枢神经已开始发育，孕妈妈如果高热39℃持续3天以上，就可能会对胎儿造成影响。这时需权衡利弊综合考虑，最好向专业的妇产科医生详细咨询，慎重地考虑是否继续妊娠。

如何减轻早孕反应最有效

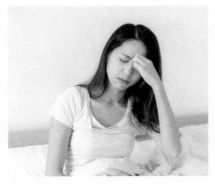

从本周开始，大多数孕妈妈会出现食欲不振、厌食、轻度恶心、呕吐、头晕、倦怠，甚至低热等早孕反应，这是孕妈妈特有的正常生理反应。早孕反应一般在妊娠第6周出现，以后逐渐明显，在第9~11周最重，在停经12周左右自行缓解、消失。大多数孕妈妈能够耐受，对生活和工作影响不大，无须特殊治疗。

有关早孕反应产生的原因一般与以下因素有关。

与人绒毛膜促性腺激素的作用有关。支持这一观点的证据为妊娠反应出现时间与孕妈妈血中人绒毛膜促性腺激素出现的时间吻合。

与胎宝宝自我保护的本能有关。孕吐是生物界保护腹中胎宝宝的一种本能。人们日常进食的各种食物中常含有微量毒素，但对健康并不构成威胁。可孕妈妈不同，腹中弱小的生命不能容忍母体对这些毒素的无动于衷，这些毒素一旦进入胚胎，就会影响胎宝宝的正常发育，所以胎宝宝就分泌大量激素，增强孕妈妈孕期嗅觉和呕吐中枢的敏感性，以便最大限度地将毒素拒之门外，确保胎宝宝的发育。

与孕妈妈的精神类型有关。一般而言，神经质的人妊娠反应较重。夫妻感情不合，不想要孩子而妊娠时也容易出现比较重的妊娠反应。

早孕反应中有一种情况是妊娠剧吐，起初为一般的早孕反应，但逐日加重，表现为反复呕吐，除早上起床后恶心及呕吐外，甚至闻到做饭的味道、看到某种食物就呕吐，吃什么、吐什么，呕吐物中出现胆汁或咖啡渣样物。由于严重呕吐和长期饥饿缺水，机体便消耗自身脂肪，使其中间代谢产物——酮体在体内聚集，引起脱水和电解质紊乱。孕妈妈皮肤发干、变皱，眼窝凹陷，身体消瘦，严重影响身体健康，甚至威胁孕妈妈生命。孕妈妈如果出现了妊娠剧吐，就一定要去看医生，以免危及母婴的生命。

减轻孕吐

了解一些相关的医学知识。明白孕育生命是一项自然过程，是苦乐相伴的，增加自身对早孕反应的耐受力。

身心放松。早孕反应是生理反应，多数孕妈妈在一两个月后就会自行好转，因此要以积极的心态度过这一阶段。

选择喜欢的食物。能吃什么，就吃什么；能吃多少，就吃多少。这个时期胎儿还很小，不需要过多营养，平常饮食已经足够了。

积极转换情绪。生命的孕育是一件很自然的事情，要正确认识怀孕中出现的不适，学会调整自己的情绪。闲暇时做自己喜欢做的事情，邀朋友小聚、散步、聊天都可以。整日情绪低落是不可取的，不利于胎儿的发育。

得到家人的体贴。让丈夫做家务事，自己躺在床上吧。如果你想要吃什么，就叫丈夫去买。不要因为躺在床上觉得愧疚。记住，你正在为你们的小家庭孕育一个新生命。

性生活要小心

有人认为，孕期性生活会对胎儿造成不利的影响，却又担心孕期禁欲影响夫妻感情。其实孕期是不需要禁欲的。那么怎样过性生活才较安全呢？

妊娠3个月内：怀孕最初3个月内不宜性交，因为这个时期胎盘还没有完全形成，胎儿处于不稳定状态，最容易引起流产。在不宜性交的时期，可考虑采取性交以外的方式，如温柔的拥抱和亲吻，用手或口来使性欲得到满足。

妊娠4~6个月：怀孕4个月后，胎盘发育基本完成，流产的危险性也相应降低了，适度的性生活可带来身心的愉悦。但是不能和非孕时完全相同，在次数和方式方面都要控制，倘若这个阶段性生活过频，用力较大，或者时间过长，会压迫腹部，使胎膜早破或感染，导致流产。夫妻可每周性交一次。性交前孕妈妈要排尽尿液，清洁外阴，丈夫要清洗外生殖器，选择不压迫孕妈妈腹部的性交姿势。性交时间不宜过长，并且注意不要直接强烈刺激女性的性器官，动作要轻柔，插入不宜过深，频率不宜太快，每次性交时间以不超过10分钟为度。性交结束后孕妈妈应立即排尿，并洗净外阴，以防引起上行性泌尿系统感染和宫腔内感染。

妊娠晚期：特别是临产前的1个月，即妊娠9个月后，胎儿开始向产道方向下降，孕妈妈子宫颈口放松，倘若这个时期性交，羊水感染的可能性较大，有可能发生羊水外溢（即破水）。同时，孕晚期子宫比较敏感，受到外界直接刺激，有激发子宫加强收缩而诱发早产的可能。所以，在孕晚期禁止性生活。

孕期性生活最好使用避孕套或体外排精：在孕期里过性生活时，最好使用避孕套或体外排精，以精液不入阴道为好。因为精液中的前列腺素被阴道黏膜吸收后，可促使怀孕后的子宫发生强烈收缩，不仅会引起孕妈妈腹痛，还易导致流产、早产。

需要特别提醒的是，有习惯性流产和早产病史的女性、中高龄初产妇或结婚多年才怀孕的女性，为安全起见，整个妊娠期都应禁止性生活。

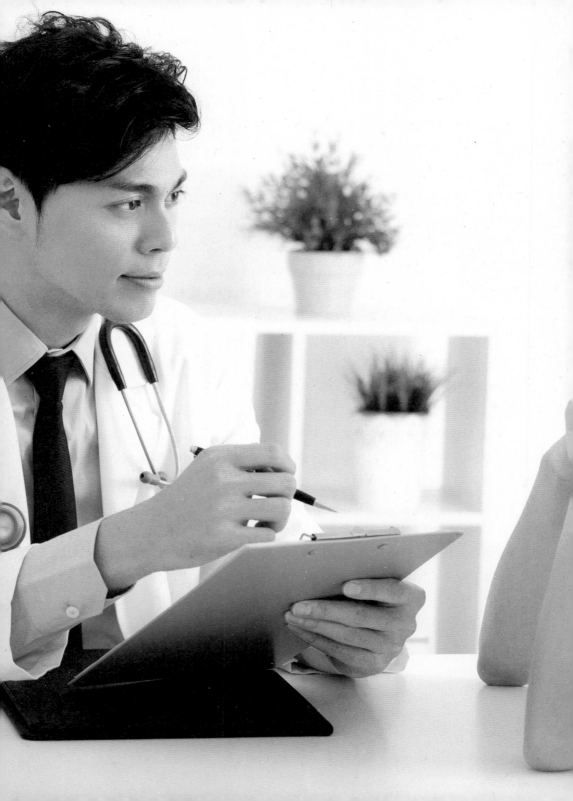

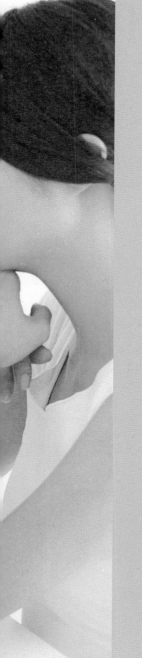

Part 02

孕早期的检查
是重中之重

呕吐、呕吐、呕吐……
强烈的孕期反应如洪水般吞噬了我，
可是为了宝宝，我一定会咬牙坚持！

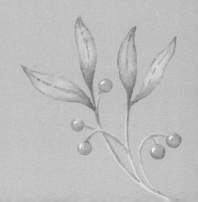

一、妇产科医生的自述

经过了前一时期的焦虑不安，现在的我们相对比较安心了。因为孕42天之后，这个小生命基本上就已经安稳地在妈妈的体内安家了，作为新手妈妈我们也成功地完成了一大步，但同时我们的身体将要开始出现一系列的变化，它将给我们的身体带来一些不适，对我们个人及其家庭又是一项新的挑战。

现在我们经常会听见或看见周围的朋友，即使二十几岁的女性也经常会出现先兆流产、稽留流产（missedabortion，过期流产或死胎不下）以及保胎不成功等情况。这也让我们的新手妈妈又开始了另一种担心。

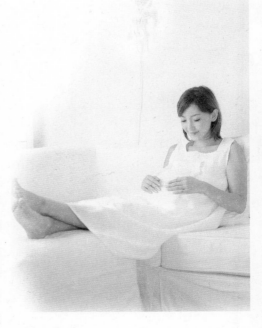

虽然孕早期相对整个孕期来说，流产的概率是稍微高一点（到了孕12周之后，胎儿相对稳定，流产概率也随之下降），但作为一名妇产科医生，我想跟大家说的是，一定要相信科学，引起流产、保胎不成功这些问题的绝大多数都是有因可寻的。那么，针对可能出现不良结局的原因，一定要做足功课，了解多一些，学习足一些，这一定能助大家一臂之力，让大家的孕育之路更轻松一点。

二、胎儿这个时期的发育 过程和发育指标

到第5周时，胎宝宝还只能被称为胚胎。胚胎一旦植入子宫，就开始分泌相关的激素（就是这种化学物质让你感到胃口不适，甚至恶心呕吐。这种不适是胎儿在提醒你："妈妈，我来啦！ 请您的免疫系统不要把我当作异物哦！ 还有，请让子宫和乳房为我做好准备。"）胚胎细胞更加分化，形成"三胚层"，每一层细胞都将形成身体的不同器官。在这个时期，神经系统和循环系统的基础组织最先开始分化，此时，小胚胎只有苹果子那么大，外观很像"小海马"，大约长4毫米，重量不到1克。

到第6周，子宫里的胚胎迅速地成长，人体的各种器官均已出现，只是结构和功能还很不完善。胚胎的长度有0.6厘米，像一颗小松子仁，包括初级的肾和心脏等主要器官都已形成，神经管开始连接大脑和脊髓。四肢开始出现了，但还是不甚规则的凸起物，医学上称它们为"胎芽"。

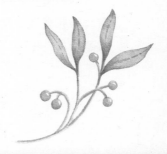

到第7周，胚胎的细胞仍在快速地分裂，到本周末时，胚胎大小就像一粒蚕豆，有一个特别大的头，在眼睛的位置会有两个黑黑的小点，而且鼻孔开始形成，腭部开始发育，耳朵部位明显凸起。胚胎的手臂和腿开始伸出嫩芽，手指也从现在开始发育。这时心脏开始划分成心房和心室，而且每分钟的心跳可达150次，脑垂体也开始发育。

第8周，胎宝宝的心脏和大脑已经发育得非常复杂，眼睑开始出现褶痕，鼻子的雏形开始出现，胳膊在肘部变得弯曲，而且心脏的上方也有少量的弯曲。可爱的胎宝宝就开始在羊水中进行类似游泳般的运动了。在本周，孕妈妈的腹部依然平坦如孕初，不过从现在开始到20周，胎儿将进入迅速成长期，并在几个星期内就会有明显的轮廓。迫不及待的你在最近的产检时，可以通过B超看到宝宝的模样了。

第9周，胎宝宝的五官逐渐形成，头部占身体的1/4。同时，上肢和下肢的末端出现了手和脚，手指和脚趾是连在一起的，好像鸭掌。他不断地动来动去，不停地变换着姿势。他的胳膊已经长出，在腕部两手呈弯曲状，并在胸前相交。腿在变长，而且脚已经长到能在身体前部交叉的程度了。从本周开始，孕妈妈腹中曾经的胚芽已经开始是一个五脏俱全、初具人形的小人儿了，也就是胎儿。妊娠9周以后的时期，称为"胎儿期"。

第10周，胎宝宝已经很像小人儿了，他的身长大约有4厘米，体重达到5克左右。现在他基本的细胞结构已经形成，身体所有的部分都已经初具规模，包括胳膊、腿、眼睛、生殖器以及其他器官，但是这些器官还处于发育阶段。到本周末，孕妈妈已经度过了流产危险期，小宝贝已经相对安全地待在他的"小家"里了。

　　第11周，胎宝宝的身长达到4.5~6.3厘米，体重达到10克。生长速度加快了，已经在子宫内开始做吸吮、吞咽和踢腿的动作，他维持生命的器官也已经发育成熟。此时的他，已经有草莓那么大了，他的脖子开始渐渐形成，不再像从前那样与胸连在一起了。

　　第12周，胎宝宝身长大约有9厘米，仍不如你的手掌大，但是，他从牙胚到指甲，身体的雏形已经发育完成。手指和脚趾已经完全分离，一部分骨骼开始变得坚硬，并出现关节雏形。胎宝宝越来越淘气，他时而踢踢腿，时而舒展一下小身体。他的大脑体积越来越大，占了整个身体的一半左右。内脏更加发达，小小的肾脏已经长成，并开始制造尿道准备进行排泄。

胚芽

4周：胎儿只有0.2厘米。受精卵刚完成着床，羊膜腔才形成，体积很小。超声检查还看不清妊娠迹象。

5周：胎儿长到0.4厘米，进入胚胎期，羊膜腔扩大，原始心血管出现，可有搏动。B超可看见小胎囊，胎囊约占宫腔不到1/4，或可见胎芽。

6周：胎儿长到0.85厘米，胎儿头部、脑泡、额面器官、呼吸、消化、神经器官分化，B超胎囊清晰可见，并见胎芽及胎心跳。

7周：胎儿长到1.33厘米，胚胎以具有人雏形，体节已全部分化，四肢分出，各系统进一步发育，B超可清楚地看到胚胎及胎心跳，胎囊约占宫腔的1/3。

8周：胎儿长到1.66厘米，胎形已定，可分出胎头、躯干及四肢、胎头大于躯干。B超可见胎囊约占宫腔的1/2，胎儿形态及胎动清楚可见，并可看见卵黄囊。

9周：胎儿长到2.15厘米，胎头大于胎体，各部表现更清晰，头颅开始钙化，胎盘开始发育。B超可见胎盘几乎占满宫腔，胎儿轮廓更清晰，胎盘开始出现。

10周：胎儿长到2.83厘米，胎儿各器官均已形成，胎盘雏形形成。B超可见胎囊开始消失，月牙形胎盘形成，胎儿活跃在羊水中。

11周：胎儿长到3.62厘米，胎儿各器官进一步发育，胎盘发育。B超可见胎囊完全消失，胎盘清晰可见。

12周：胎儿长到4.58厘米，外生殖器初步发育，如有畸形可以表现，头颅钙化更趋完善。颅骨光环清楚，可测双顶径，明显的畸形可以诊断，此后各脏器趋向完善。

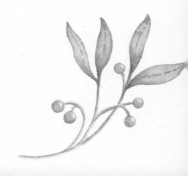

三、孕妈妈这一阶段的重要检查

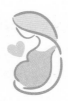

ᘓ᠊ 及时去做B超

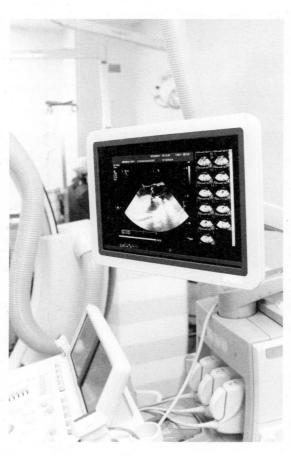

B超（超声波）检查也是确诊怀孕的重要依据，对于末次月经（LMP，末次月经的简称）开始日不确定的人而言，B超检测法是最为准确的方法。根据B超检查结果可计算出胎囊大小，根据胎儿头至臀部的长度即可推出怀孕周数与预产期，此外，还能告知有无胎心搏动以及卵黄囊等，从而及时发现胚胎发育的异常情况。

通常情况下，女性在两次月经中期排卵。受精神或其他因素影响，排卵期有时会提前，有时会错后几天，因此同样怀孕天数，胎囊的大小却有所差别。胎囊和停经时间有点不符合，这种情况在临床上也可以见到。在正常情况下受孕后18天做B超可以看到胎囊，但是其大小只是一个大体范围，个体差异较大，差异数据在1厘米左右。具体情况可咨询医生。

胚芽胎盘前壁与胎盘前置

子宫一般同自己的拳头般大小，是一个倒置的梨形，宫腔也大致成球状，受精卵要附着在子宫壁上为怀孕（就是所说的"着床"）。子宫是立体的，相对于人体而言，当然有前有后。靠近肚皮的一面为前壁，靠近背后的一面为后壁。所谓胎盘前壁就是说胎盘所附着的位置是在子宫的前壁，所以胎盘的前后壁是一种正常的附着。

胎盘可以附着在子宫内膜的任何部位。如果附着在子宫的内口附近或置于子宫内口上，即所谓的胎盘前置，也就是说，胎盘在胎儿的前方，影响到产道了，就会影响分娩。

胎盘前置，即胎盘部分或者全部覆盖子宫颈口，是引起妊娠晚期出血的主要原因之一，威胁着母婴生命安全。建议胎盘前置的患者若阴道有较多出血，一定要及时去医院进行检查，以免引发不良影响。

胎心

胎心频率正常为每分钟110~160次。正常范围内，胎龄越小胎心频率会略快一些。胎心搏动要等胚芽出现了才能看到。胎心搏动其实就是胎儿的心跳，医生可以借助一些特殊的设备听到子宫中胎儿的心跳声音，以此来判断胎儿是否存活。在胚胎发育的早期胚芽时，就可通过B超看到心管搏动，最早可以在6~8周（自停经时算起）观察到。如果第10周还未检测到心管搏动，在排除了末次月经可能记错日期的情况下，可以诊断为胚胎停止发育。就像自然界中所有物种存在优胜劣汰一样，可能是种子本身的质量问题无法发育成功或有其他因素引起胎儿停止发育。

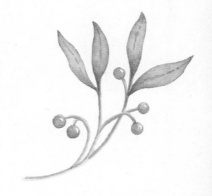

胎囊

胎囊（也叫孕囊）是怀孕早期的检测内容。月经来潮一直比较正常的已婚妇女，在停经35天左右，通过B超就可以在宫腔内看到胎囊。妊娠6周时胎囊检出率达100%。在怀孕6周时胎囊直径约2厘米，孕10周时约5厘米。胎囊位置在子宫的宫底、前壁、后壁、上部、中部都属正常；形态圆形、椭圆形且清晰为正常。如果胎囊为不规则、模糊且位置在下部，孕妈妈同时伴有腹痛和阴道流血时，则预示可能要流产了。

通常情况下，女性在两次月经中期排卵。受精神或其他因素影响，排卵期有时会提前，有时会错后几天，因此同样怀孕天数，胎囊的大小却有所差别。胎囊和停经时间有点不符合，这种情况在临床上也可以见到。在正常情况下受孕后18天做B超可以看到胎囊，但是其大小只是一个大体范围，个体差异较大，差异数据在1厘米左右。具体情况可咨询医生。

妊娠6~7周可见胚芽，胚芽径线2毫米时可见原始心管搏动，妊娠8周初具人形。

根据胎囊的大小判定孕周，然后依据孕周可大致推算出胎芽的大小（或者反过来推算也行）。两个数据结合起来就能看出胚胎的发育状况了。

一般来说，如果胎囊大于3.5厘米而没有胚芽则认为是异常，但应结合验血的结果一起来看更保险，因为测量是会有误差的，而这种误差是随时随地都可能存在的。

有些孕妈妈的检测单上看见胎囊却看不见胚芽，这可能是因为你的月经不准，经常延后，导致排卵时间不稳定，影响推算，可能再过一个星期就能测到胚芽和胚心了；或者体内孕激素分泌不够，胚胎着床迟缓，子宫托不住，有先兆流产的可能；当然也有可能是这个胚胎本身质量不好，发育不良。

没有胚芽和胚心就不要盲目保胎，先卧床静养，看看情况。过一两个星期再去复查，如果还是没有，说明胚胎的确有问题，那也只能放弃。还希望妈妈们能保持平和心态。

相关链接

B超检测对胚胎宝宝有无影响

目前临床上所应用的B超，其探头发射的声强小于10mW/厘米^2，而且超声检查的时间往往只有5~10分钟，对每个器官的探测时间更短。所以说，B超检查对胎宝宝的危害极小的，一般不会影响其身体发育。因此，孕妈妈不必对孕期B超检查产生恐惧心理，适时的B超检查是监测宝宝是否正常的重要手段。

相关链接

孕产期的自行计算

宝宝的孕龄是从末次月经的第一天开始算起，4周=1个妊娠月，月经推迟5天左右便可以用试纸检测到尿HCG阳性，此时是停经的35天左右，也就是怀孕5周了。整个孕期共为280天，10个妊娠月（每个妊娠月为28天，即40周）。除了上面介绍的通过B超检测法来计算孕产期外，孕妈妈也可以掌握一些自行计算的小妙招。

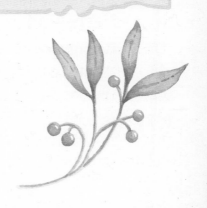

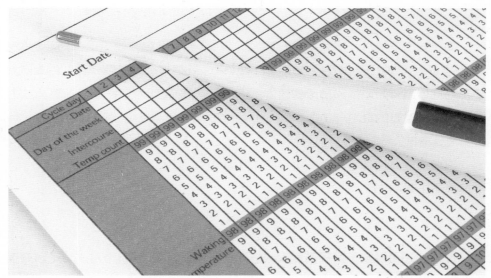

自行计算孕产期的常用方法主要有以下几种：

末次月经计算法

末次月经来潮的月份减掉3（不足者加上9）日期则加上7（公历）；如果按照农历来计算，那么月的计算方法相同，只要将日期改为加上15（超过15的减掉15）即可。

温馨提示：这种方法最为常用，不过该法是以28天的月经周期作为计算基础的，因此具体计算时还必须结合个人月经周期长短适当加以修正。

举例：

◎末次月经是公历2012年2月1日，日期为1+7，月份为2+9，预产期则为2012年11月8日。

◎末次月经是当年正月初十，日期为10+15，月份为1+9，孕产期则为当年十月二十五。

◎末次月经是公历2012年8月8日，日期为8+7，月份为8-3，预产期则为2013年5月15日。

◎末次月经是当年6月21日，日期为21-15，月份6-3，预产期则为来年3月6日。

受精日计算法

如果知道受精日，那么从这天开始经过38周（266天）即为孕产期。使用基础体温者知道排卵日（基础体温曲线的低温段的最后一日），则可计算出受精日。

温馨提醒：这种方法比末次月经计算法往往更为准确。

首次孕吐时间推算法

孕吐反应一般出现在怀孕的6周末，就是末次月经后42天，由此向后顺延238天即为预产期。计算公式为孕产期=早孕反应出现日期+34周。

子宫底高度估计法

此外，还可以按子宫底高度大致估计孕产期。妊娠的第4个月末，子宫高度在肚脐与耻骨上缘当中；妊娠的第5个月末，子宫底在脐下一横指（耻骨联合上17~18厘米）；妊娠的6个月末，子宫底在脐上一横指（耻骨联合上21~23毫米）；妊娠的7个月末，子宫底在脐上三横指（耻骨联合上23~25厘米）；妊娠的第8个月，子宫底在剑突与脐的正中（耻骨联合上25~27厘米）；妊娠的第9个月末，子宫底在剑突下二横指（耻骨联合上30~32厘米）；妊娠的10个月末，子宫底高度又恢复到第8个月时的高度，但腹围则比8个月时大很多。

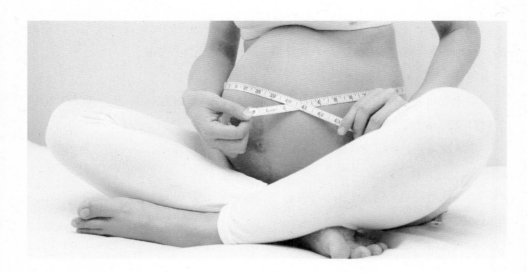

预产期究竟准不准

预产期其实不是精确的分娩日期，只是个大概的时间，一般而言，在预产期前3周或后2周内出生都属正常。临床资料表明，只有53%左右的妇女在预产期那一天分娩，所以不要把预产期这一天看得过于精确。虽然并不是说预产期这个日子肯定生，但计算好预产期却可以提醒自己宝宝安全出生的时间范围。一般到了孕37周后就应随时做好分娩的准备，但不要过于焦虑，顺其自然，如到了孕41周还没有分娩征兆出现，应到医院就诊，听从医生的安排。

胎儿的第一次排畸——NT检查

NT（Nuchal Translucency）是胎儿颈部半透明膜的缩写，是11~14周围绕在胎儿颈项后部流动性的半透明蛋白质。胎儿颈部半透明组织厚度是指胎儿背侧软组织和皮肤之间的厚度，被认为是筛查唐氏综合征胎儿最有效的指标之一，因为唐氏综合征患儿多有颈部软组织水肿，而正常胎儿没有此异常体征。它的厚度与胎儿唐氏综合征缺陷正相关，并可以通过超声成像测量。NT检查就是针对这一指标的测定。

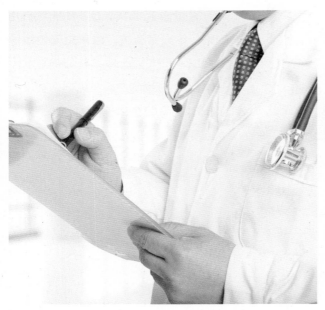

颈项透明层的检查目的是为了在妊娠较早阶段诊断染色体疾病和发现多种原因造成的胎儿异常。研究发现，在怀孕11~14周期间，如果胎儿是唐氏儿或者心脏发育不好的话，颈项透明层会增厚。颈项透明层增厚与胎儿染色体核形、胎儿先天性心脏病以及其他结构畸形有关，颈项透明层越厚，胎儿异常的概率越大。

NT检查最好在怀孕11~14周做，超过14周检查会不准确，比唐氏综合征的检查时间更早。NT检查主要通过B超来进行测定，最终测量值小于3毫米为正常，超过3毫米则要考虑进一步检查，如羊水穿刺等。具有关资料统计，NT检查再配合抽血化验，唐氏综合征的检出率能达到85%以上。

　　头部左右两侧之间最长部位的长度，又称为"头部大横径"。当初期无法通过头臂长来确定预产期时，往往通过双顶颈（BPD）来预测；中期以后，再推定胎儿体重时，往往也需要测量该数据。在孕5个月以后，双顶径基本与怀孕月份相符，也就是说，妊娠28周（7个月）时BPD约为7.0厘米；孕32周（8个月）时约为8.0厘米，以此类推。孕8个月以后，平均每周增长约为0.2厘米为正常，足月时应达到9.3厘米或者以上。

头臂径

　　为胎儿头与臀之间的距离，表示胎体纵轴平行测量最大的长轴，主要用于判定孕7~12周的胎龄。

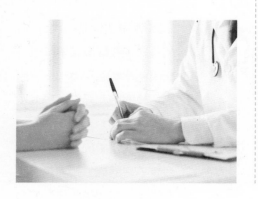

颈项透明膜厚度

　　颈项透明膜厚度，即孕早期11~（13+5）周介于颈项皮肤和脊柱外软组织之间的半透明组织厚度，此时NT≥3毫米为异常。

　　大量研究证实，NT增厚与胎儿的染色体异常有关。最常见染色体异常为21-三体，此外，三倍体、13-三体、18-三体、22-三体异常会出现NT增厚。在染色体正常的胎儿，先天性心脏畸形是导致NTI增厚的非常染色体异常最常见的原因。

颈后透明带扫描结果为高危险该怎么办

虽然大约1/20的女性会得到高危险的结果，但绝大多数都会生下健康宝宝。即使为1/5的高风险可能，但仍然有4/5的可能不是唐氏儿。不过，一旦被打上了高危的标记，孕妈妈很可能就会因此焦虑，并且不知道该怎么办。

真正确切诊断宝宝是否患有唐氏综合征或者其他缺陷的方法是做一个绒毛活检或者羊水穿刺之类的诊断性检测，而做这种决定往往会非常困难，所以不必仓促决定。颈后透明带扫描的一个好处是它的检测时间在孕早期，这个时候还可能做绒毛活检，并及早知道结果。如果你不确定该怎么做，那么在你愿意的情况之下，可以等到16周再做羊水穿刺，或者你直接向医生咨询更多信息和建议。

早孕期胎儿鼻骨长度正常值：11~（11+6）周平均2.3毫米；12~（12+6）周平均2.6毫米（1.4~4.2毫米）；13~14周平均2.9毫米（2.1~3.8毫米）。60%~70%的21—三体胎的鼻骨无法在11~（13+6）周超声扫描观察到。

胎头

轮廓完整为正常，缺损、变形为异常，脑中线无移位和无脑积水正常。

胎动

有、强为正常，无、弱可能胎儿在睡眠中，也可能为异常情况，要结合其他项目综合分析。

脊柱

脊柱连续为正常。若B超报告所示脊柱显示不清，有时与B超所查的位置有关。胎儿的位置不好导致显示不清也有这个可能。

孕妈妈不要有思想负担，开心些，多休息，多吃点，不要疲劳，放松心态，只要胎心好，羊水正常就行，遇到这种情况可咨询医生是否有复查的必要。

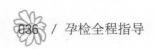

去产检需要哪些手续

孕妈妈在孕12周之前须到所属区的社保中心进行就医手续确认及申报生育定点医院，在这个时候，你要决定在哪家医院生产哦！

带上5类资料

● 孕妈妈在第一次产检时需要提供以下5类证件资料。

（1）《计划生育服务证》原件以及复印件。

《计划生育服务证》要复印孕妈妈姓名和配偶姓名的一整版以及盖有"符合生育政策同意生育"印章的那一整版，都复印在一张A4纸的一面。

《计划生育服务证》就是我们常说的"准生证"，应当按照规定时间去办理。办理时应带上户口本（最好是夫妻双方的，如果户口不在一起最好持孕妈妈的户口本）、双方身份证、双方的初婚初育证明（可让工作单位或者所在居委会开具）以及女方一寸免冠照片一张等到街道办事处办理。

> 温馨提醒：千万别以为这张证明可有可无，它可是宝宝降临到这个世界的合法"通行证"哦！宝宝出生证的办理、上户口以及其他的福利都和它密切相关！

（2）围产卡原件及复印件

先办完准生证再办围产卡，即《孕产妇保健系统管理手册》（一般是怀孕3个月内办理），用来登记你的产检健康状况及宝宝出生的情况以及后期定时上门给宝宝及月子里的妈妈作指导，通知宝宝打预防针。

只要带上准生证、户口本和身份证到各社区的卫生站办理就可以了（就是以后宝宝打预防针的地方）。

检查项目包括白带常规、扎手指（验血型、血常规）、尿常规，还有称体重、量血压。医生也要检查乳房发育情况，如果超过3个月的可以听胎心。

（3）就医凭证原件及复印件

满16周后，孕妈妈持劳动手册原件、计划生育服务证、医院诊断怀孕证明（证明怀孕周数）或围产卡（原件）、一寸彩色相片一张，到所属区的社保中心进行就医手续确认及申报生育定点医院办理手续，你会拿到一个绿色的簿，用以产检及生产时挂账。

（4）医保卡、身份证

曾经检查过的一些化验单、B超单、比如婚检、孕前检查的化验单，确认怀孕的化验单、B超单和病历本等（包括老公的化验单）。

温馨提醒：给医生看这些，就可以避免重复做一些检查，为你大大节省时间并节约开支哟！

（5）病例资料

如果曾经患有过病或者有什么遗传病，曾经服过或正在服什么药，最好也要带上相关资料，比如病历资料、药物说明书等。

温馨提醒：本节内容因为相关政策、规定的不断调整不时会有变化，各家医院的要求往往也会有细微的差别，因此仅作参考，建议孕妈妈们在产检之前最好了解一下最新的规定和所选择医院的相关要求。

相关链接

合理穿戴的小秘笈

为了能让产检顺利些，孕妈妈应该对穿着、需要携带的东西事先做好准备。

衣裤：一定要穿宽松的衣裤，最好穿一件容易脱的裤子，条件许可时最好是穿宽裙子。这样，内诊时就不会给自己造成太多的麻烦。

袜子：因为做水肿检查的时候需要脱掉鞋袜，所以，最好不要穿高过膝盖的袜子更不要穿连裤袜。

鞋子：要穿一双相对舒服的鞋子，而且要方便穿脱，最好是不用系鞋带。

包包：最好随身带个小小的手提包，里面装上钱包、母子健康手册，还可以装上笔和小本子，医生有什么嘱咐时可以随时做个记录。

轻松排队的小妙招

做检查时的排队等候往往最让孕妈妈头疼，不过，你可以选择以下方法来打发时间。

让亲友陪伴。让老公陪你一起去做产检，闷了，就同他说说话；累了，就让他搀扶你，最重要的是你还可以请老公为你去排队挂号，当然也可以劳驾一下妈妈或者婆婆。如果他们实在都没空，那你就去"物色"一个和你一样的孕妈妈朋友吧，你们一同检查、一同生宝宝，要知道这其中可有着说不完的共同语言呢！

四处逛一逛。去医院其他地方随便逛一逛，看一看产科新生儿或者和护士聊聊天，你就不会闲着无聊了。不过一定要掌握好时间哦，千万别走得太远或离开太久。

带上阅读物。出发前带上自己喜欢的报纸、小说以及育儿类的书刊……在无聊的等候，可以随时取出来看一看，既能打发时间，又能达到"排队学习两不误"的效果，何乐不为呢！

如何建档案

建完孕妈妈围产保健卡之后，孕妈妈就要到准备生宝宝的医院办理《孕妈妈保健手册》了，也就是《母子健康档案》，这个过程简称建档。

所需证件

夫妻双方的户口本、身份证、准生证、围产卡，有生育保险的还要带就医凭证等。

办理手续

你只要到挂号窗口说自己挂产科，并且要建档，他们就会指导你如何一步步地做下去了。每个医院的流程有区别。

基本步骤如下：

就医时，先让医生查看病历并开产检单。

◎拿着产检单、就医凭证原件和复印件在医院单独的窗口办理手续。

◎拿着办好手续的就医凭证回护士处办理建档手续。

◎出示相关证件，填写相关表格，医生了解病史（年龄、职业、推算孕产期、月经史、孕产史、手术史、本次妊娠过程、家族史、丈夫健康情况等），进行建档。

◎拿着建好的档案再回医生处检查血压、体重、听胎心、量宫高等，医生开出检验的单据。

◎拿着就医凭证去缴费。

◎医保可报销一部分，其余缴纳现金，现金部分可用医保卡划账。

◎拿着缴费单据去抽血、验尿、验白带即可，1周后可拿到孕检结果。

使用指南

①每次孕检时最好带上《母子健康档案》，医生会在上面的空白处填写相关的检查情况。

②分娩时也需要给医院提供《母子健康档案》，以记录分娩和新生儿的相关情况。

③在宝宝出生后7天内或者出院48小时以内把《母子健康档案》交给领取档案的社区医院的保健科，他们会安排医生在月子里为你进行上门的产后访视，并指导你如何坐月子、如何母乳喂养，如何护理宝宝等。

④产后42天请到建册单位办理相关手续。

⑤你居住地街道所属医院保健科将为你的宝宝提供系统的保健和预防接种服务。

温馨提示：各地区以及各家医院的要求往往会有区别，因此本节内容仅作参考，建议孕妈妈在建档之前最好了解一下当地的相关要求。

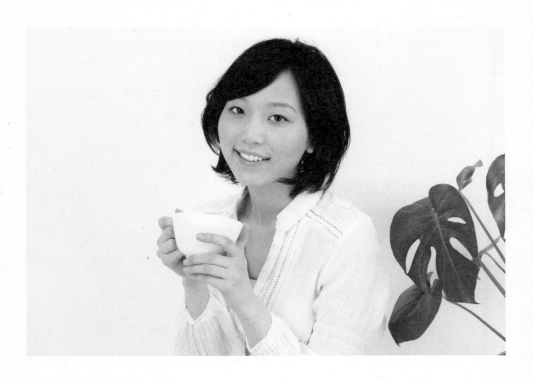

为什么要测量身高

整个孕期只测一次。

检查内容：测身高。

检查目的：计算身高和体重的BMI指数，指导孕期体重增长范围。

标准值：身高和体重的比例适中。

了解既往病史

第一次孕检的时候，医生还会询问孕妈妈和家属的既往病史，以及孕妈妈的月经史、婚姻史，半年内是否接触有害物质等基本信息。

为什么要测量体重、血压

从第13周开始，孕妈妈每隔4周左右就要去医院做一次比较全面的检查。每次查完，医生都会告诉你下次哪天再来检查，记得最好早一点预约，省得下次来再排长队。孕妈妈的产前检查中有几项常规检查，其中两项就是测量体重与血压。

测体重

体重是整个孕期每次孕检的必测项目之一。妊娠期间体重增加情况，根据每位孕妈妈的孕早期BMI指数，会有一个相对的范围，以及每周的增长范围，当然这个不是教条的平均增长的，孕期的体重增长每个人也有个体差异，不同的人，不同的孕期增长的速度也是不相同的，切勿盲目担心和盲目增重哦！

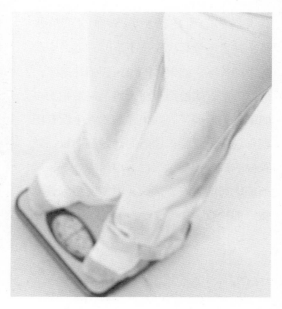

测血压

血压是整个孕期每次孕检的必测项目之一。

医生或护士在每次产前检查时用血压计测量（并记录）你的血压。现在很多医院都使用电子血压计。你的血压由两个数字组成，例如，130/90mmHg。医生最感兴趣的是舒张压的读数（指第二个较小的数字）。总的来说，健康年轻女性的平均血压范围为110/70mmHg。如果你的血压在一周之内至少有两次高于140/90mmHg，而你平常的血压都很正常，那么医生会检查你是否得了妊娠高血压疾病。孕中期，你的血压往往会下降，这是因为孕期激素——孕酮能够使血管壁松弛。较低的血压使得一些孕妈妈在站得过久或快速站起来的时候觉得头晕。在怀孕最后几周，你的血压会恢复到正常水平。

注意医生或护士定期给你测量血压的原因是为了建立一个对你来说正常的图示，这是很重要的，因为某个单一的高度数可能证明不了什么，也许你只是压力过大或者来医院的路上走得很急。如果医生或护士怀疑你的血压升高了，他们会让你休息10~15分钟再测试一次，以便确认。

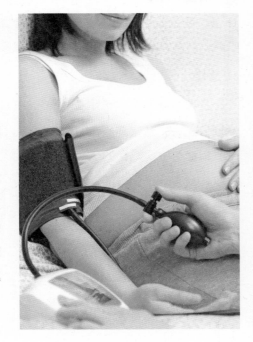

当你的血压读数高于你的正常水平，并且连续几次居高不下时，就会引起医生的关注。如果你的血压开始升高了，那你的常规尿检结果对于接下来发生的事情就至关重要了。如果你的尿液中没有出现蛋白质，就会被诊断为妊娠高血压；如果你的尿中出现尿蛋白，你可能处于子痫前期的早期阶段，因此，就需要更频繁地做产前检查。

唐氏早期筛查

胎心

胎心就是宝宝的心跳。刚开始，普通的听诊器是听不出来的，因为宝宝太小了，可以用多普勒听诊器来听，或者在专业人员的指导下听胎心。目前，运用比较普遍的是多普勒的高灵敏仪器。在胎儿12周的时候，便可以听到像马蹄声一样的心跳。不过也有些医院可能采用一般的听诊器，这样的话就要到17~18周才能追踪到胎儿的心跳声。还有一种情况是妊娠初期，由于胎儿的位置关系或者其他种种干扰因素，比如母体的脂肪过厚等原因，即使用极精密的仪器也无法听到胎心。

胎儿小于5个月时，听胎心音的位置通常在脐下腹中线的两侧。怀孕4个月左右的时候，在脐下正中线附近就可以听到胎心音。以后随着胎儿的生长及胎位不同，胎心的位置也会有变化。因胎心音多自胎背传出，在胎背近肩胛处听得最清楚，故头位的胎头可在下腹两侧听，臀位胎头可在上腹两侧听，横侧位可在脐上或脐下腹中线处听。

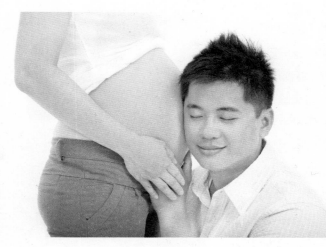

胎儿6~8个月时，随着胎儿的长大，胎心的位置也会上移。由于胎动通常是胎儿手脚在动，所以右侧感到胎动频繁时，胎心一般在左侧；左侧感到胎动频繁时，胎心一般在右侧。头位和臀位也可以影响胎心的位置。头位时胎心在脐下，臀位时胎心在脐上。

正常胎心在110~160次/分钟，胎动之后可能会有一个短暂的加速期，之后很快恢复正常。若出现了胎动异常或者频发的胎心异常，要及时就诊。

早期唐氏筛查

妊娠10～14周抽母体静脉血2毫升。检测血清学指标PAPP-A和β-HCG，结合年龄因素，可筛查出大约62%的唐氏儿(假阳性率5%前提下)；如果在此基础上增加超声检查指标NT（颈部透明层厚度）检测，则唐氏儿的检出率可达85%左右。筛查毕竟是筛查，由于唐氏筛查假阳性率高，漏诊率高，因此，增加患者心理负担和精神压力。如果是高风险，此时确诊方法唯有绒毛穿刺取材胎儿细胞进行培养后染色体核型分析，由于技术存在一定难度和流产率高，而且检测结果容易受胎盘因素（限制性胎盘嵌合现象）干扰，因此很多医院都没开展。但对于选择进行早期唐氏项目的医院，当筛查结果为高风险后，可选择行无创DNA（NIPT）进行高级筛查；或者到开展绒毛穿刺的产前诊断中心进行绒毛穿刺后确诊；或者等到妊娠中期（16周～26周）行羊水穿刺（可进行的羊水穿刺孕周取决于产前诊断中心的遗传室水平，因为以各产前诊断中心要求为标准）。

宫高和腹围

宫高又称宫底高，是指从下腹耻骨联合的上缘至子宫底间的长度。孕妈妈的宫高、腹围与胎儿的大小关系非常密切。孕早期、孕中期时，每月的增长都有一定的标准，通常每周宫高生长1厘米。到后期，通过测量宫高和腹围，还可以估计胎儿的体重。所以，孕20周之后每次做产期检查时都要测量宫高及腹围，以估计胎儿的宫内发育情况，同时根据宫高妊娠图曲线了解胎儿宫内发育情况，判断是否发育迟缓或是巨大儿。

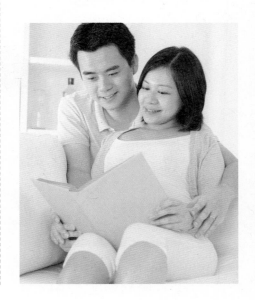

血常规检查和心电图

转到产科后做第一次血液检查，会抽比较多的血，孕妈妈一定要放松心态。

宫高的测量： 从下腹耻骨联合处上方至子宫底间的长度为宫高。

通过测量宫底高度，如发现与妊娠周数不符，过大或过小都要寻找原因，如做B超等特殊检查，确定有无双胎、畸形、死胎、羊水过多、羊水过少等问题。

腹围的测量： 腹围的测量通过测量最大平面为准，目前很多医院已经取消了孕中晚期常规测量腹围，而是根据情况必要时测量。

总之，医生定期检查孕妈妈的宫高及腹围的目的是通过孕妈妈的个体数据来大体了解胎儿的宫内发育情况。

注意： 如果连续两次宫高没有变化，孕妈妈须立即去医院就诊。

这次抽血需要孕妈妈空腹进行，主要就是检查有无传染病、肝肾功能、血型等。现在的医院几乎都是患者自己去取化验单，所以，拿到报告单，大家就开始对那些上上下下的"箭头"焦虑起来。各种化验报告单上，每项化验结果后面都有正常值范围的参考，但这个所谓正常值是根据大量正常人群所获得的数值，并不代表妊娠期的正常值。因此，如果孕妈妈的化验数值稍稍高于正常值或稍稍低于正常值，大可不必紧张，而是应该请医生解释化验结果和意义。

不要将不同医院、不同实验的"同一检查项目结果"相比较，因为试验方法不同，正常参考值不一样。

不要随意"自查资料"去评价自己的报告单是否正常。经常见到孕妈妈自己上网去找正常值，将自己宝宝的超声结果"对号入座"。要知道不同的正常值来源于不同的种族、不同的人群，其权威性有待于评价，而且对于某一指标的测量方法不一样，正常值也会有差异。血常规检验的是血液的细胞部分。

白细胞数

白细胞是血液中的一类细胞。白细胞也通常被称为"免疫细胞"。

增多：常见于急性细菌性感染、严重组织损伤、大出血、中毒和白血病等。

减少：常见于病毒感染、免疫系统衰弱等。

血红蛋白

红细胞和血红蛋白的数量减少到一定程度时，称为贫血。轻度贫血对孕妈妈及分娩的影响不大；重度贫血可引起早产、低体重儿等不良后果。所以，发现贫血应及时治疗。

红细胞数

红细胞是血液中数量最多的一种血细胞，同时也是脊椎动物体内通过血液运送氧气的主要媒介，同时还具有免疫功能。

增多：严重呕吐、腹泻、先天性心脏病、慢性肺脏疾患及慢性氧化碳中毒等。

减少：急性或慢性失血、缺乏造血因素、造血障碍和造血组织损伤、各种原因的血管内或血管外溶血等。

肝功能、肾功能

检查孕妈妈有无肝炎、肾炎等疾病。怀孕时肝脏、肾脏的负担加重，如肝、肾功能不正常，怀孕会使原来的疾病"雪上加霜"。

肝功能主要参考指标：谷丙转氨酶（正常值0~40U/L）、谷草转氨酶（正常值0~421U/L）、总胆红素（正常值0.6~1.2mg/dl）。

肾功能主要参考指标：尿素氮（正常值8~21mg/dl）、肌酐（正常值0.9mg/dl）。

血型

孕妈妈了解自己的血型很重要，如果丈夫为A型、B型或AB型，孕妈妈为O型血，生出的小宝宝有ABO溶血的可能。ABO溶血病的症状轻重差别很大，轻症仅出现轻度黄疸，易被视为生理性黄疸而漏诊，有些仅表现为晚期贫血，重症则可发生死胎、重度黄疸或重度贫血。ABO溶血病的某些轻型病例，可能早期症状不重，但到生后2~6周发生晚期贫血，或到生后8~12周"生理性贫血"时期，贫血会表现得特别严重，这是因为抗体持续存在，发生慢性溶血所致。血型抗体可使红细胞寿命缩短。

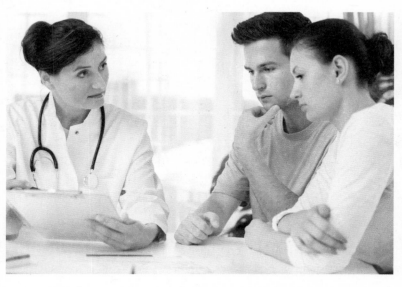

如果检查数据异常，孕妈妈应服中药，胎儿出生后再检查血型，以防ABO溶血的发生。

乙肝两对半

　　检查孕妈妈是否感染乙肝病毒决定孕期是否需要进一步治疗，以及宝宝出生后1小时以内是否需要注射免疫球蛋白预防母婴传播等，如果乙肝病毒阳性孕妇同时伴有肝功能受损，严重时需转到传染病专科去生产。

　　正常：乙型肝炎表面抗原（HBsAg），阴性；乙型肝炎表面抗体（HBsAb），阴性或者阳性；乙型肝炎e抗原（HBeAg），阴性；乙型肝炎e抗体（HBeAb），阴性；乙型肝炎核心抗体（HBcAb），阴性。

　　出生12小时内注射过乙肝疫苗和免疫球蛋白后，新生儿仍要在1个月、6个月后再次接受乙肝疫苗接种。乙肝病毒的母婴传播在孕妈妈注射免疫球蛋白和孩子出生后进行"双阻断方案"的措施中能得到有效控制，成功阻断率达80%~90%。

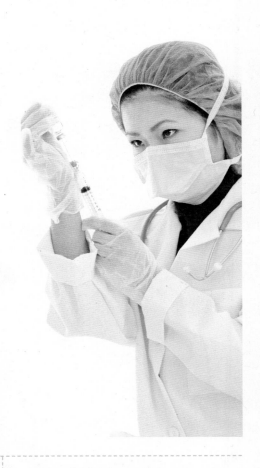

丙肝（HCV）病毒

　　检查孕妈妈是否感染丙型肝炎病毒，丙肝病毒也可通过胎盘传染给胎儿。如果已经感染要转到传染病专科医院去生产。

　　正常：阴性。

艾滋病毒（HIV）抗体

　　检查妈妈是否感染了艾滋病，母婴传播是艾滋病的主要传播途径之一。

　　正常：阴性。

优生五项

　　检查孕妈妈是否感染了弓形虫TO，麻疹病毒R，巨细胞病毒C，单纯疱疹病毒Ⅰ、Ⅱ型H，这些病毒可导致胎儿先天畸形，甚至流产。

为什么要查甲状腺

　　由于现代社会人们生活、工作压力的增加，甲状腺方面的疾病开始增多。现在越来越多的医生安排在孕检中进行甲状腺的检查。甲状腺的主要功能是产生和分泌甲状腺激素，其作用是促进机体新陈代谢和生化反应的速效。如果孕妈妈发生了甲状腺功能减退（甲减、甲低），胎儿的影响比患甲亢更大，胎儿的流产率和围产死亡率增高。

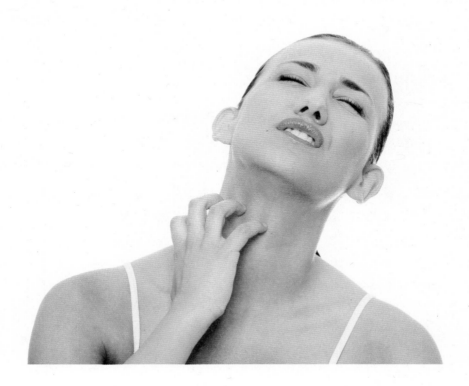

常见的甲状腺疾病，如甲状腺功能亢进、甲状腺功能减退、桥本氏病（慢性淋巴性甲状腺炎，多有甲状腺功能减退）等，属于自身免疫性疾病，不仅有甲状腺功能的异常，且有免疫功能的异常。血清中含有高溶度的抗甲状腺球蛋白抗菌素体和抗微粒体抗体，这些抗体可通过胎盘进入胎儿体内，导致新生儿甲状腺功能减退。母亲产后由于免疫功能的变化，可使甲亢和甲减的病情加重。母乳具有溶缩碘的能力，但甲减、慢性甲状腺炎会影响乳汁向婴儿提供碘，从而导致婴儿碘的不足，进而发生甲状腺功能减退，最终波及脑组织和骨骼的发育。因此这种情况不宜母乳喂养。

另外，患甲亢的病人，产后往往病情加重，需要加大抗甲状腺药物剂量。药物可通过乳汁影响婴儿的甲状腺功能，如他巴唑母乳中溶度高于血中溶度3倍，因此每日服用较大剂量时也不宜哺乳。母亲服放射性131碘治疗，该药亦会通过乳汁引起婴儿甲状腺功能减退，因此患此病的产妇不能哺乳。

若有些孕妈妈在孕前或者孕中患上甲亢、甲低等疾病，要到内分泌科咨询医生进行治疗。

尿常规和白带

怀孕早期开始，孕妈妈对尿液的检查要持之以恒，一个月至少一次，主要是便于医生了解其肾脏基本代谢的情况。随着子宫的一天天增大，膀胱、直肠、输尿管受到压迫，尿液排出不畅，发生潴留，很容易有细菌生长、繁殖。这时的泌尿系统特别脆弱，容易感染疾病。经常检查尿液，能依据尿中出现的蛋白、红细胞、脓细胞等，诊断出体内有哪些不正常——如果有发热、腰痛、尿痛、排尿次数增多的症状，很可能是尿路感染。另外，要是有不适的感觉或尿液指标异常，对肾脏的检查不能疏忽，理由是妊娠中毒性肾脏病在年轻初产妇和高龄初产妇中发病都比较普遍，这是对孕妈妈危害很严重的一种疾病，应及时发现、及早治疗。

尿常规检查项目：尿液中蛋白、糖及酮体，镜检红细胞和白细胞等。

正常情况下，上述指标均为阴性。如果蛋白呈阳性，提示有患妊娠高血压、肾脏疾病的可能；如果酮体呈阳性，提示孕妈妈可能患有妊娠糖尿病或因妊娠反应而剧烈呕吐、子痫（妊娠高血压）、消化吸收障碍等，孕妈妈须进一步检查。如果发现有红细胞和白细胞，则提示有尿路感染的可能，须引起重视；如伴有尿频、尿急等症状，须及时治疗。

另外，孕妈妈还要注意一下留取标本的方法是否正确。通常尿常规的结果最容易出现小问题，比如尿蛋白+白细胞多量、鳞状上皮可见等。为了避免出现非病理情况下的异常，孕妈妈需注意尿标本的尿量必须充足；另外，尿标本留取的时候有一定的方法——将外阴洗净或擦拭干净，喝适量的水，使膀胱适当充盈，留取中段尿液。如果有出血或阴道分泌物多，可以用干净的棉球或纸巾将阴道口遮挡，以免分泌物"污染"尿液，影响结果。一般医生都会仔细讲述留尿的注意事项，按要求复查后大多数都是正常的。

验白带

孕早期有必要去医院检查白带情况。各种阴道炎对孕妈妈、胎儿都具有危害。其中，阴道滴虫可引起泌尿道感染。

霉菌在阴道黏膜表面形成白膜，胎儿娩出时接触可引起霉菌性口腔炎（鹅口疮），因疼痛影响吸乳，还可发展成霉菌性肺炎。

淋菌可迅速传染给新生儿，最常见为淋菌性眼结膜炎，治疗不及时可致失明。

孕期阴道炎还可以使宫颈处的羊膜和绒毛膜发炎，使其坚韧度下降，容易使胎膜早破而引起早产、流产、胎儿宫内感染，严重时还会胎死宫内或使新生儿患败血症等，阴道伤口容易化脓、裂开或引起产褥病。

 其他相关检查介绍

若准爸爸没有做过婚检，没有验过地中海贫血（简称地贫）和基因，那么准爸爸也要参加第一次产检进行验血，主要验地贫和蚕豆病。

地中海贫血（在香港叫链状细胞性贫血）可根据红细胞渗透性试验（MDST）获得数据，按照受累的氨基酸链来分类，主要有α地中海贫血（α链受累）和β地中海贫血（多见于黑人）。β地中海贫血多见于地中海地区或东南亚。我国长江以南各省均有报道，广东、广西、海南、四川、重庆等省市发病率较高，在北方较为少见。若夫妻为同型地中海型贫血的带因者，每次怀孕，其子女有1/4的机会为正常，1/2的机会为带因者，另1/4的机会为重型地中海贫血患者，患有重型地中海型贫血的胎儿一定要在遗传咨询及产前诊断科就诊，确定下一步方案。

蚕豆病是遗传性疾病。原则上，确定是蚕豆病患者应禁食蚕豆，但连续服用药物或一次进食大量的蚕豆也并非一定会导致蚕豆病发病。该病是一种6-磷酸脱氢酶（G-6-PD）缺陷的情况下，食用新鲜蚕豆后突然发生的急性血管内溶血。这种病多见于儿童，男性患者约占90%以上。大多数患者食蚕豆后1~2天发病，早期症状有厌食、疲劳、低热、恶心、不定性的腹痛，接着因溶血而发生眼角黄染及全身黄疸，出现酱油色尿和贫血症状。严重时有休克、心功能和肾功能衰竭，重度缺氧时还可见双眼固定性偏斜，此时如不及时抢救可于1~2天内死亡。所以，出现上述症状的病人应该马上送医院诊治。

通常，各个医院设置的检查项目是不一样的。同时，医院还会根据孕妈妈的详细情况安排检查项目，比如说，在母亲O型血，父亲A、B或者AB型血，有可能会引起ABO溶血的情况下要进行抗体测定等。

四、应对异常情况的方法

　　由于妊娠的特殊性及母体个体各方面的原因，孕早期我们主要注意两点就行了：一是先兆流产，二是妊娠剧吐。

先兆流产不一定会流产

　　先兆流产是指出现流产的先兆，但尚未发生流产，具体表现为已经确诊宫内怀孕，胚胎依然存活，阴道出现少量出血，并伴有腹部隐痛。通常先兆流产时阴道出血量并不很多，不会超过月经量。先兆流产是一种过渡状态，如果经过保胎治疗后出血停止，症状消失，就可继续妊娠；如果保胎治疗无效，流血增多，就会发展为流产。

　　先兆流产的原因比较多，例如孕卵异常、内分泌失调、胎盘功能失常、血型不合、母体全身性疾病、过度精神刺激、生殖器官畸形及炎症、外伤等，均可导致一些先兆流产的症状。

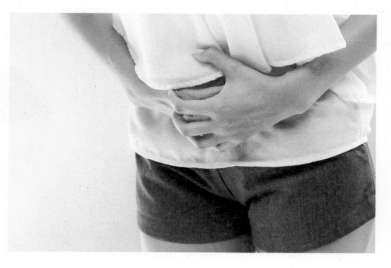

　　出现先兆流产的孕妈妈要注意休息，不要参加重体力劳动或进行剧烈运动，严禁性生活，同时要保持情绪的平稳，禁忌过度悲伤、惊吓等。

在饮食上要注意以下几点：

◎宜食清淡、易消化、富有营养的食物，可多吃豆制品、瘦肉、鸡蛋、猪心、猪肝、猪腰汤、牛奶等食物。

◎从中医的角度看，气虚者宜多吃补气固胎的食物，如鸡汤、小米粥等；血虚者宜补血安胎，宜食糯米粥、黑木耳、大枣、羊肉、羊脊、羊肾、黑豆等；血热者宜清热养血，宜食丝瓜、芦根、梨、山药、南瓜等。

◎忌食薏米、肉桂、干姜、桃仁、螃蟹、兔肉、山楂、冬葵子等容易导致滑胎的食物。

◎忌辛辣刺激、油腻及偏湿热的食物，如红干椒、羊肉、狗肉、猪头肉、姜、葱、蒜、酒等。

妊娠剧吐

女性在怀孕之后，体内的激素分泌增加，因此容易引起恶心、呕吐的发生。此外，在怀孕期间，孕妈妈体内会分泌大量的黄体素来稳定子宫，减少子宫平滑肌的收缩，但同时却也会影响肠胃道平滑肌的蠕动，造成消化不良，出现反胃、呕酸水等现象。

除了生理状况改变之外，心理因素也会造成害喜的现象。有些妇女在怀孕之后，由于还不能适应孕期的生理变化，或是过度担心胎儿

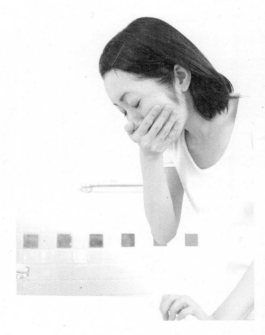

的生长发育，导致精神状况不佳、情绪不稳定，因而从心理压力转换为身体上的症状表现，造成恶心、呕吐的现象。一般来说，并不是所有的孕妈妈都会害喜，而根据孕妈妈体质、精神状况的不同，害喜程度也会有相当差距，通常体质较差、较容易紧张的孕妈妈，其害喜症状也会比较严重。

如果女性出现剧烈的呕吐不能进食的情况，也要及时去医院就诊，因为妊娠剧吐会导致脱水、电解质紊乱，严重的甚至会危及孕妈妈生命。约有半数以上妇女在怀孕早期会出现早孕反应，包括头晕、疲乏、嗜睡、食欲不振、偏食、厌恶油腻、恶心、呕吐等。症状的严重程度和持续时间因人而异，多数在孕6周前后出现，8~10周达到高峰，孕12周左右自行消失。少数孕妈妈早孕反应严重，频繁恶心呕吐，不能进食，以致发生体液失衡及新陈代谢障碍，甚至危及孕妈妈生命。在出现不适时，我们不要紧张，以积极的心态面对。

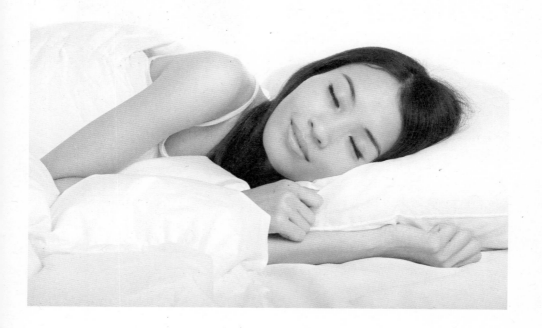

葡萄胎

葡萄胎是指胎盘绒毛受损、基质微血管消失，从而绒毛基质积液，形成大小不等的水泡，形似葡萄，没能发育成胎儿及其附属物的一种疾病。

葡萄胎对女性危害很大，直接危害是胎儿不能成形，同时还可能引起阴道流血、子宫增大、腹痛、妊娠中毒、咳血、贫血和病毒感染等症，严重的还会发生恶变，转移到身体的其他部位，危及生命。

因此，葡萄胎已经确诊应立即清除，并需随访两年，预防恶变。清除葡萄胎目前采用的主要方式是吸宫术，由于葡萄胎常会引起女性子宫增大，宫壁变薄变软，首次吸宫不强调吸净，以免过度清宫造成子宫穿孔、大出血等。清除不干净者再实施第二次或第三次刮宫。

由于葡萄胎是一种因怀孕引起的疾病，只要做好避孕措施，减少怀孕次数，就可避免。另外，20岁以下、40岁以上的女性易发生葡萄胎，应尤其注意避孕。

妊娠合并卵巢囊肿扭转

卵巢囊肿是卵巢肿瘤的一种，早期通常没有任何症状，不易发现。受孕后由于怀孕引起身体变化，孕妈妈可能突发下腹部剧烈疼痛，伴有恶心呕吐，就极可能患上了妊娠合并卵巢囊肿扭转，应及时就医检查，进行手术治疗。

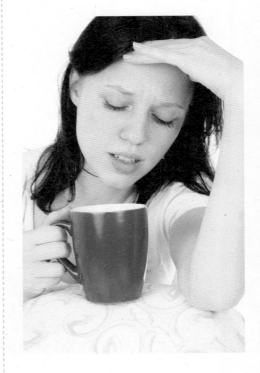

五、产科医生的私房建议

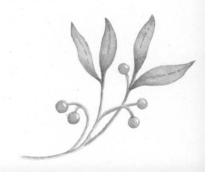 准妈妈疲惫怎么办

怀孕期间，由于身体受到激素影响，再加上腹中胎宝宝成长需要许多能量，因此，孕妈妈很容易产生疲惫感或身体酸痛。这是怀孕期间的正常现象，不用过度担心，只要适度调整一下生活作息，加强营养，增加喝水次数，保持愉悦心情，就可以减轻疲惫感。

● **多吃富含维生素的食物**：维生素B$_1$可以促进糖类的代谢，帮助肝糖的生成并转变成能量，可以迅速恢复体力、消除疲劳。维生素C可以调整身体上的压力与情绪的不安定状态。维生素E 有扩张末梢血管的作用，不但可以改善手脚的末梢血液循环，还可以将营养输送到脑部，对于脑部的血液循环也有很好的帮助。

● **调整三餐饮食**：早餐应多吃富含纤维的全麦类食物，搭配富含优质蛋白的食物，这样就会感觉精力充沛。午餐应控制淀粉类食物的摄入量，孕妈妈如果午餐吃了大量米饭或马铃薯等淀粉食物，会造成血糖迅速上升，从而产生困倦感，所以午餐时淀粉类食物不要吃太多，还应该多吃些蔬菜和水果，以补充维生素，有助于分解早餐所剩余的糖类及氨基酸，从而提供能量。晚餐则越简单越好，千万不要吃太多，因为一顿丰盛、油腻的晚餐会延长消化系统的工作时间，导致机体在夜间依然兴奋，进而影响睡眠质量，使孕妈妈感到疲倦。

● **多休息**：怀孕期间，孕妈妈想睡就睡，不必做太多事，尽可能多休息。

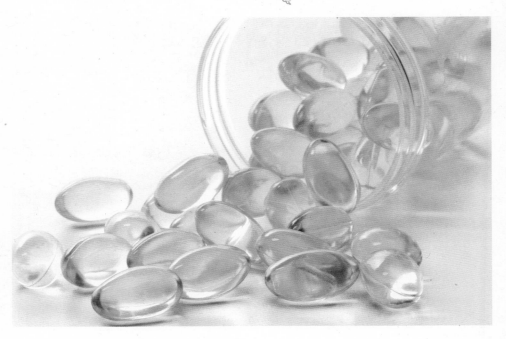

适当吃点鱼肝油和含钙食物

　　有些孕妈妈为了给自己和胎儿补钙，大量服用鱼肝油和钙元素食品，这样对体内胎儿的生长是很不利的。孕妈妈长期大量食用鱼肝油和钙元素食品，会引起食欲减退、皮肤发痒、毛发脱落、皮肤过敏、眼球突出、维生素C代谢障碍等。同时，血中钙浓度过高，会导致肌肉软弱无力、呕吐和心律失常等，这些都不利胎儿的生长。

　　有的胎儿生下时就已萌出牙齿，一个可能是由于婴儿早熟的缘故；另一个可能是由于孕妈妈在妊娠期间大量服用维生素A和钙制剂或含钙元素的食品，使胎儿的牙滤泡在宫内过早钙化而萌出。孕妈妈不要随意服用大量鱼肝油和钙制剂，如果因治病需要，孕妈妈应按医嘱服用。

合理营养有利胎儿智力发育

2~3个月是胎宝宝大脑发育的关键时期，因此，孕妈妈要有意识地摄入有利于胎宝宝大脑发育的食物。

脂质：对大脑来说，脂质是第一重要成分，占脑细胞的60％，它是构成大脑细胞的建筑材料。这里的脂质是指结构脂肪，即多不饱和脂肪酸，多不饱和脂肪酸（PUFA）可分为 $\omega-3$ 和 $\omega-6$ 多不饱和脂肪酸。其中 $\omega-3$ 同维生素、矿物质一样是人体的必需品，不足容易导致心脏和大脑等重要器官障碍。$\omega-3$ 不饱和脂肪酸中对人体最重要的两种不饱和脂肪酸是DHA和EPA。EPA是二十碳五烯酸的英文缩写，具有清理血管中的垃圾（胆固醇和甘油三酯）的功能，俗称"血管清道夫"。DHA 是二十二碳六烯酸的英文缩写，具有软化血管、健脑益智、改善视力的功效，俗称"脑黄金"。

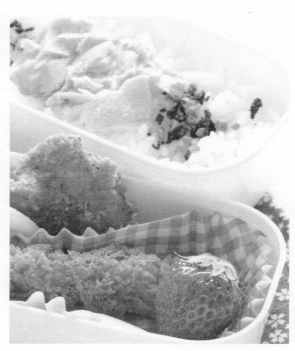

蛋白质：蛋白质虽然占脑细胞的35％，但它是大脑兴奋和抑制作用的机构单位，必须有它，大脑才能充分发挥记忆、思考等能力。

葡萄糖：葡萄糖是提供脑细胞活力的能源。

维生素、钙、磷：维生素和钙、磷等在大脑中所占比例虽然不高，却是脑部发育的必需物质。这些营养素大部分是母体自身不能制造的，必须靠膳食供给。

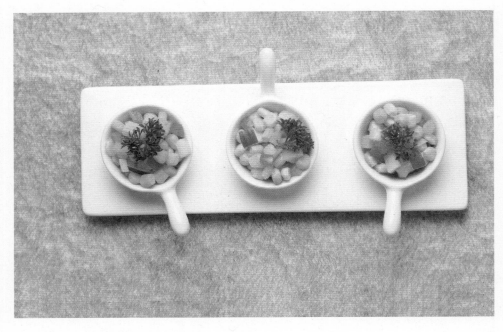

有助于胎儿脑发育的最佳食物表

类别	名称
粮谷类	小米、玉米等
干果类	核桃、芝麻、花生、松子仁、南瓜子、栗子、杏仁等
蔬菜类	黄花菜、香菇等
水产类	深海鱼、海螺、牡蛎、虾、鱼子、虾子、海带、紫菜等
禽类	鸭、鹌鹑、鸡等

究竟为什么喜欢吃酸

孕妈妈怀孕后，胎盘分泌的某些物质有抵制胃酸分泌的作用，能使胃酸明显减少，消化酶活性降低，并会影响胃肠的消化吸收功能，从而使孕妈妈产生恶心呕吐、食欲下降、肢软乏力等症状。由于酸味能刺激胃分泌胃液，有利于食物的消化和吸收，所以多数孕妈妈都爱吃酸味食物。

从营养角度来看，怀孕2~3个月后，胎儿骨骼开始形成。构成骨骼的主要成分是钙，但是要使游离钙形成钙盐在骨骼中沉积下来，必须有酸性物质参加。

酸性食物大多富含维生素C，维生素C也是孕妈妈和胎儿所必需的营养物质，是胎儿形成骨骼、牙齿、结缔组织及一切非上皮组织间黏结物所必需的营养素，维生素C还可增强母体的抵抗力，促进孕妈妈对铁质的吸收作用。

提高胎教效果有诀窍

前面已经说过，孕妈妈的情绪对胎宝宝有着不可估量的作用，因此，保持宁静、愉悦的心情，对于提高胎教效果非常重要。下面的呼吸法，对稳定情绪和集中注意力非常有效。

进行呼吸法的练习时，场地可以自由选择，可以坐在床上，也可以坐在沙发上，甚至平静地站着。关键是腰背舒展，全身放松，微闭双眼，手可以放在身体两侧，也可以放在腹部，总之，你觉得舒服就好。衣服尽可能穿得舒服。

准备好以后，用鼻子慢慢地吸气，在心里默默地慢数5下，自觉平时肺活量好的孕妈妈可以数6下。吸气时，要让自己感到气体被储存在腹中，然后慢慢地将气呼出来，用嘴或鼻子都可以。总之，要缓慢地、平静地呼出来，呼气的时间是吸气时间的2倍。

实施呼吸法的时候，尽量不要去想其他事情，要把注意力集中在吸气和呼气上，一旦习惯了，注意力就会自然集中了。进行胎教前，先进行这样的呼吸，孕妈妈的精神被集中起来了，胎教效果自然就能提高。

让生活远离噪声污染

噪声对胎儿危害极大，是诱发胎儿畸形的危险因素之一。

高分贝噪声能损坏胎儿的听觉器官，长时间地在较大的噪声中生活可以造成胎儿的先天性耳聋。国外的一些研究表明，孕妈妈在怀孕期间接触强烈噪声(100分贝以上)，宝宝听力下降的可能性增大。这可能是由于噪声对胎儿正在发育的听觉系统有直接的抑制作用。

同时，噪声还能使孕妈妈内分泌腺体的功能紊乱，从而使脑垂体分泌的催产激素过剩，引起子宫强烈收缩，导致流产、早产。

不过，专家指出，一般情况下，短时期的噪声接触是不会造成明显伤害的，所以你也不必过分紧张，只要平时注意尽量减少接触强噪声环境就可以了。如果你孕前就一直在噪声较大的环境工作的话，最好在进行受孕计划前申请暂离或调离工作岗位。

以下6个小妙招，可以助你赶走那恼人的孕吐：

①食欲不振时应投胃口所好，一般怀孕早期的孕妈妈都喜欢吃一些酸性口味的食品，比如橘子、柠檬、苹果、杏干、梅干以及泡菜等，家人应多给准备一些。

②尽可能地避免空腹，每天应当少食多餐，每次进食量不要过大，要以进食容易消化的食物为主，比如面包、饼干、牛奶、藕粉、稀粥、蜂蜜以及各种新鲜水果等。

③汤类和油腻类食物最容易引起孕妈妈的恶心或呕吐，所以不要过多喝汤、饮料和开水，避免吃油炸或者难以消化的食物。

④劳逸结合，注意休息，每天至少保证8小时睡眠，但也不要经常躺在床上不活动，应该适当外出散步；避开强烈的刺激气味，比如厨房油烟以及吸烟的环境等。

⑤日常生活中避免不良刺激，丈夫和家人应当从精神上多给孕妈妈一些关注，在生活上多给孕妈妈一些照顾，同时对其烦躁心情多一些体贴和理解，使孕妈妈精神愉快。

⑥在必要情况下，可以在医生指导下适当服用一些维生素B_6。

如何去除口腔异味

孕吐会使孕妈妈的牙齿遭受呕吐残留的摧残，因此孕妈妈一定要经常刷牙，保持口腔清洁；另外，孕早期的妈妈喜欢吃的酸味食物也很容易损伤牙齿。

妈妈做好口腔的清洁工作不但与宝宝的健康有关系，对于孕妈妈自身健康也很重要，可不要因为一时的疏忽，导致生个宝宝少了几颗牙啊！一项调查资料显示，80%的孕妈妈患牙龈炎，并且多见于早孕期。不过，专家指出孕妈妈只要做好口腔保健工作，就能够有效地预防孕期各种口腔疾病。

怎样应对孕吐

孕吐是大多数孕妈妈都要面对的一段痛苦的经历。研究发现，孕吐多在孕妈妈肚子饥饿时发生，尤其是在清晨起床时表现得更为强烈；此外，味道强烈的食物或饮水过多、饭量太大也会引起恶心、呕吐；如果是在夏天妊娠，由于人体消耗大量水分，呕吐还容易使身体严重脱水，从而加重病情。

衣着应宽松舒适

　　有些爱美的女孩喜欢穿紧身的衣服，以显示体形美，以致在怀孕以后，还不愿穿对身体有利的宽大舒适的衣服。其实这是不对的。女性怀孕后，由于胎儿在母体内不断发育成长，会使得母体逐渐变得腹圆腰粗，行动不便。同时为了适应哺乳的需要，孕妈妈乳房也逐渐丰满。此外，孕妈妈本身和胎儿所需氧气增多，呼吸通气量也会增加，胸部起伏量增大，孕妈妈的胸围也会增大。如果再穿原来的衣服，特别是紧身的衣服，就会影响呼吸和血液循环，甚至会引起下肢静脉曲张和限制胎儿的活动。

　　怀孕早期，孕妈妈的服装应以宽松、舒适、大方为主。一般来说，孕妈妈夏季易出汗，宜穿肥大不贴身的衣服，如穿不束腰的连衣裙，或胸部有褶和下摆宽大的短衣服，裤子的腰部要肥大，也可穿背带裤。冬天要穿厚实、保暖、宽松的衣服，如羽绒服或棉织衣服，既防寒又轻便。现在市场上有很多孕妈妈服出售，孕妈妈可购买适合自己的孕妈妈装。

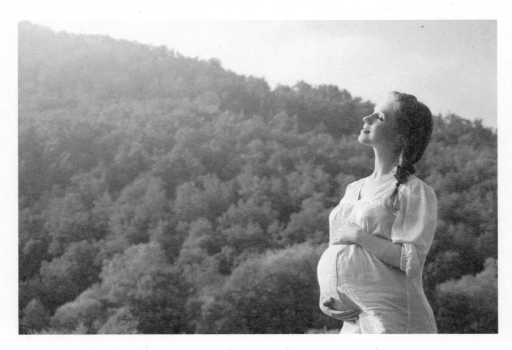

职场孕妇能享受哪些产假福利

我要去做产检，单位会准假让我去吗？请假去休产假，单位会扣我工资吗？产假我可以休多长时间呢？……这些问题想必是每位身在职场的孕妈妈都非常关心和急于知道的。到底职场孕妈妈能享受哪些与孕产相关的福利与假期呢？对于这一问题国家法律是有明文规定的：

怀孕期间工作安排。《女职工劳动保护规定》第七条："女职工在怀孕期间，所在单位不得安排其从事国家规定的第三级体力劳动强度的劳动和孕期禁忌从事的劳动，不得在正常劳动日以外延长劳动时间；对不能胜任原劳动的，应当根据医务部门的证明，予以减轻劳动量或者安排其他劳动。怀孕七个月以上（含七个月）的女职工，一般不得安排其从事夜班劳动；在劳动时间内应当安排一定的休息时间。"

产前检查。《女职工劳动保护规定》第七条第三款："怀孕的女职工，在劳动时间内进行产前检查，应当算作劳动时间。"单位不应当以此为理由扣发职工工资。

流产产假。《女职工劳动保护规定》第八条第一款："女职工怀孕流产的，其所在单位应当根据医务部门的证明，给予一定时间的产假。"具体时间可以根据各地各行业的规定或由所在单位酌情考虑。

晚育者产假。《中华人民共和国人口与计划生育法》第二十五条："公民晚婚晚育，可以获得延长婚假、生育假的奖励或者其他福利待遇。"各地规定不一，具体参照所在省份的《人口与计划生育管理条例》。

产假时间。《女职工劳动保护规定》第八条第一款："女职工产假为九十天，其中产前休假十五天。难产的，增加产假十五天。多胞胎生育的，每多生育一个婴儿，增加产假十五天。"

丈夫休护理假。大多数省份《人口与计划生育管理条例》中都规定了晚育者丈夫休护理假的时间，在7~10天。有的地方如河南省可长达一个月呢！

上班期间哺乳假。《女职工劳动保护规定》第九条："有不满1周岁婴儿的女职工，其所在单位应当在每班劳动时间内给予其两次哺乳（含人工喂养）时间，每次30分钟。多胞胎生育的，每多哺乳一个婴儿，每次哺乳时间增加30分钟。女职工每班劳动时间内的两次哺乳时间，可合并使用。哺乳时间和在本单位内哺乳往返途中时间，算作劳动时间。"

相关链接

必须享受的假

产假：90天+30天（晚育增加天数，生育年龄应不小于24周岁）+15天（难产增加天数）+15天（多胞胎，每多生一个婴儿增加天数）

产前检查：女职工妊娠期间在医疗保健机构约定的劳动时间内进行产前检查（包括妊娠12周内的检查），应算作劳动时间。

产前假：怀孕7个月以上，每天工间休息1小时，不得安排夜班活动。

哺乳时间：婴儿1周岁内每天两次哺乳时间，每次30分钟，也可合并使用。

可以申请的假

产前假：怀孕7个月以上，倘若工作许可，由本人申请，经单位批准，孕妈妈可以请2个半月的产前假。

哺乳假：女职工生育后，倘若有困难且工作许可，由本人申请，经单位批准，可以请6个半月哺乳假。

保胎假：经医生开具证明，可享受病假待遇。

权益维护

如果自己的特性劳动保护权利受到侵害时，妈妈们可以采取下列方法来维护自己的合法权益：

①向企业主管部门或劳动监察部门申诉。

②向劳动争议仲裁委员会申请仲裁。需要注意的是应该在劳动争议发生之日起一年之内申请。

③对劳动部门处理决定或仲裁裁决不服的，可向人民法院起诉。

领取计划生育保险所需证件

①计划生育服务证、准生证（原件+复印件）。

②宝宝的出生证，即出生医学证明（原件+复印件）。

③出院证明，在出院的时候，医院会开具生产诊断证明（原件+复印件）。

④劳动手册（原件+复印件）。

⑤职工生育保险待遇审核表2份，公司盖章。

⑥公司的社保登记证（社保卡）（原件+复印件）。

⑦若是独生子女，还需带上独生子女证。

给宝宝办理户口所需的资料

①宝宝的出生证（原件+复印件）。

②宝宝父母的身份证（原件+复印件）。

③宝宝父母的户口本（原件+复印件）。

④计划生育服务证，即准生证（原件+复印件）。

⑤宝宝父母结婚证（原件+复印件）。

⑥到宝宝入户的所属区的办证中心办理即可。

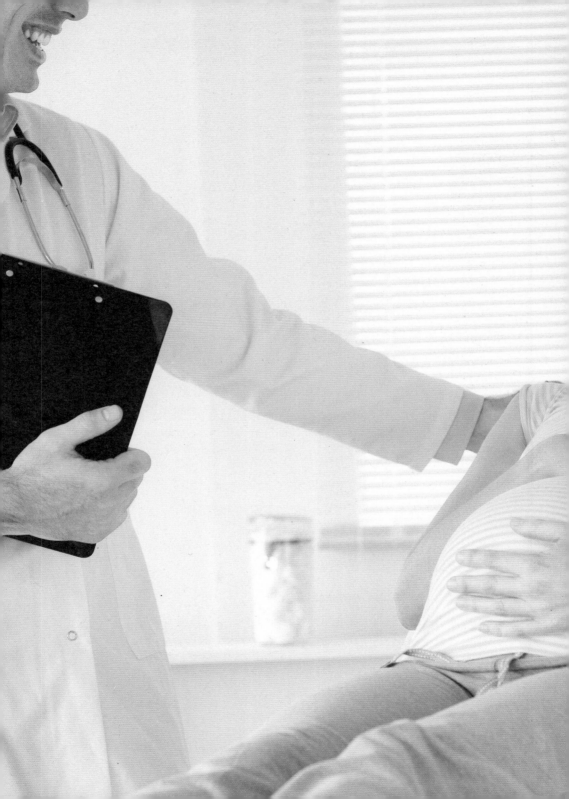

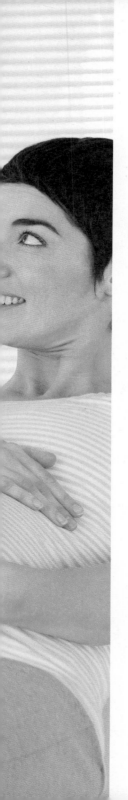

Part 03

孕12~16周
的检查

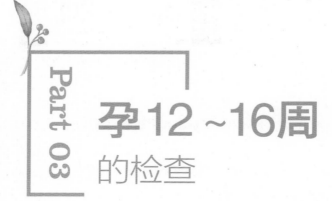

我听见了宝宝强健有力的心跳，

我看见了宝宝那小小的身躯。

宝宝你知道吗？妈妈激动得眼眶湿润了……

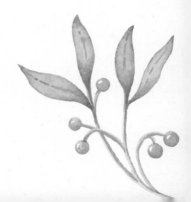

一、妇产科医生的自述

　　现在已经怀孕4个月了，孕早期的早孕反应也基本上消失了，胎儿在妈妈的肚子里面也很适应，一般不会出现流产、死胎等意外情况，新手妈妈也能舒一口气了，这时候的我们应该是到了相对享受的阶段。不过我们自身的身体变化则是越来越明显，我们的身材开始走样，随着腹部的逐渐隆起，以前的衣服可能穿不上了，这时候大多数的孕妈妈能感觉到宝宝的胎动了。此时的胎动可能还不是我们想象的拳打脚踢，很多时候就像肠子蠕动那样，家人也能很容易在肚皮上听见宝宝的胎心跳动的声音，这一时期也是爸爸对宝宝开始有更理性的认识的时候了。

　　这一时期，新手妈妈开始想吃什么吃什么，也可以随意的走动了。之前孕妈妈也陆陆续续地做了一些检查，主要是针对先兆流产、妊娠反应，以及孕妈妈本身的一些原有的常见内科疾病、遗传病、传染病等进行的，这让孕妈妈已经对自己的身体状况以及宝宝的情况有了比较明确的认识，同时也已经经历了孕早期前三个月的关键时期，这时宝宝的各器官已经基本分化完成，对于不良因素的影响不会那么敏感了，生命力也较之前更加地顽强了，我们可以放松心情好好地享受这个美好时期，不过，一定要记得按时进行产科检查哦。

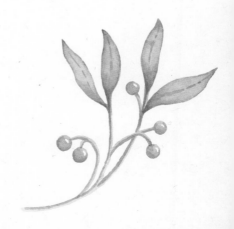

二、胎儿这个月的发育
过程和发育指标

　　到了4个月时，我们根据胎儿的外生殖器就可以判断其性别了。此时，胎儿的头皮开始生长毛发，手指上也开始出现指纹，并且胎儿开始打嗝了，呼吸运动造血系统也逐步完善。到16周末时，胎儿身长16厘米体重约200克。由于缺乏脂肪的沉积，胎儿非常瘦小，而且皮肤薄而透明，可以看到皮下的血管。这时，孕妈妈的羊水量增多了，能够使胎宝宝自由自在地游动，孕妈妈也开始能够感觉到胎动了。

　　此时，当孕妈妈的手在腹部触摸到胎儿的小脸时，胎儿就会做出皱眉、眯眼等小动作；当孕妈妈的手在腹部稍微施加一点点压力时，胎儿就会立刻做出伸手伸脚等小动作回敬一下。借助胎儿镜观察还会发现，当接触到胎儿的手心时，胎儿会迅速紧握拳头做出相应的反应；碰他（她）的足底，会发现胎儿的脚趾会动，膝部还可以屈伸；触及胎儿的上唇或者舌头，其嘴巴就会出现开闭活动。

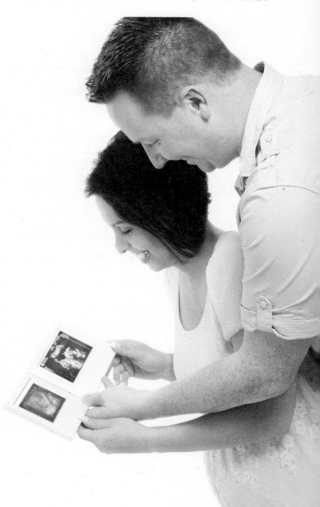

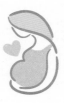

三、孕妈妈这一阶段的重要检查

基础检查

测体重、量血压、测量宫高和腹围、尿常规检查及听宝宝的胎心音等。

中期唐氏筛查

每位孕妈妈在14~20周（但以16~18周最佳）时都要做唐氏筛查。

唐氏筛查是一种通过抽取孕妈妈血清，检测母体血清中甲型胎儿蛋白（AFP）、非结核型雕三醇和绒毛促性腺激素（HCG）的浓度，并结合孕妈妈的预产期、年龄、体重和采血时的孕周等，计算生出唐氏儿的危险系数的检测方法。

在孕10~14周时，用超声测量胎宝宝颈部的软组织厚度，也可以筛查出21–三体的胎儿。

唐氏综合征（先天愚型，俗称痴呆）是最常见的一种染色体病，其病因是21号染色体由正常的2条变成3条。人群中每650~750例新生儿中，就有一例这样的孩子。一般表现为严重智力障碍、生活不能自理。

唐氏综合征是所有染色体畸形中发病率最高的。据统计，大于35岁的高龄产妇唐氏综合征的发生率较高，正常生育年龄的孕妈妈也有这样的可能。因此，每一位孕妈妈都应该及时在孕期进行唐氏筛查，尤其是35岁以上的孕妈妈。

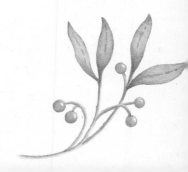

四、产科医生的私房建议

每天喝温开水防便秘

为保持水、电解质的平衡，孕妈妈孕期要注意多喝水、多吃蔬菜和水果，以补充电解质。

孕妈妈最佳的饮料是温开水，每天至少要喝1500毫升的温开水，充足的水分能促进排便，如果大便累积在大肠内，胀气情况便会更加严重。专家建议，孕妈妈每天早上起床后先补充一大杯温开水，即可达到促进排便的目的。

孕妈妈喝温开水比喝凉开水更合适，因为喝凉开水容易造成肠绞痛，当然冰水就更不适宜了，此外，汽水、咖啡、茶等饮料也应当尽量避免，汽水中的气体容易造成胀气。另外，在喝水的时候可以加入一点点的蜂蜜，这样就能促进肠胃蠕动，防止粪便干结。

增加每日主食摄入量

怀孕中期，胎儿生长速度加快，此时需要增加热量供应，而热量主要从孕妈妈的主食中摄取，如米和面，再搭配吃一些五谷杂粮，如小米、玉米面、燕麦等。如果主食摄取不足，不仅身体所需热能不足，还会使孕妈妈缺乏维生素B，出现肌肉酸痛、身体乏力等症状。

膳食纤维虽好，但要合理补充

专家建议，孕妈妈适当多吃一些富含纤维素的蔬菜、水果等。蔬菜类比如茭白、笋、韭菜、菠菜、芹菜、丝瓜、莲藕、萝卜等都含有丰富的膳食纤维；水果中则以柿子、苹果、香蕉、奇异果等含纤维素为多。要知道纤维素能促进肠道蠕动，流质的食物虽然较好进食，但却并不一定好消化，因此孕妈妈可以选择半固态的食物。

少吃产气食物避免肚子胀气

孕妈妈如果有较严重的胃酸逆流现象，则应当避免进食甜食，饮食最好以清淡食物为主，并可适当吃点苏打饼干、高纤维饼干等食物来中和胃酸。胀气情况严重时，还应当避免吃易产生气体的食物，例如豆类及其制品、蛋类及其制品、油炸食物、马铃薯以及太甜或太酸的食物、辛辣刺激的食物等。

日常宜少食多餐+细嚼慢咽

孕妈妈要想有效缓解腹部胀气，改变饮食习惯是首要之务。如果孕妈妈已经感到肠胃胀气却依旧进补大量食物，这样在增加胃肠消化负担的情况下，会令胀气情况更加严重。所以专家建议，孕妈妈应采用少食多餐的进食原则，只要每次吃饭的时候不要吃太饱，便可有效减轻腹部饱胀的感觉。孕妈妈不妨将每日3餐改为6~8餐，以减少每餐的分量。

孕妈妈吃东西时一定要养成细嚼慢咽的良好习惯，进食时不要说话，还应避免用吸管吸吮饮料，也不要经常含着酸梅或咀嚼口香糖等。这些好习惯都可以避免过多的气体进入腹部。

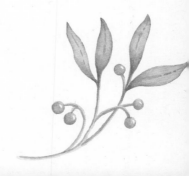

吃什么补铁最好

铁是人体必需的微量元素之一，是人体内含量最多，也是最容易缺乏的一种微量元素。

功效分析

铁是构成血红蛋白和肌红蛋白的原料，参与氧的运输，在红细胞生长发育过程中构成细胞色素和含铁酶，参与能量代谢。孕周越长，胎宝宝发育越完全，需要的铁就越多。适时补铁还可以改善孕妈妈的贫血症状，进而改善身体、精神等各方面的状况。

缺乏警示

孕期缺铁会导致孕妈妈患缺铁性贫血，影响身体免疫力，使孕妈妈自觉头晕乏力、心慌气短，很可能会引起胎儿宫内缺氧，干扰胚胎的正常分化、发育和器官的形成，使之生长发育迟缓，甚至造成婴儿出生后贫血及智力发育障碍等。

每日剂量

怀孕期间，铁的摄入量要达到孕前的2倍：孕早期每日摄入量为15~20毫克，孕晚期每日摄入量为35毫克。但若是有地中海贫血的孕妈妈不可盲目补铁，地中海贫血的孕妈妈如果单纯补铁可加重贫血，耽误治疗。

最佳食物来源

食物中的铁可以分为血红素铁和非血红素铁两大类。血红素铁主要存在于动物性食品中，如动物肝脏、肉类和鱼类中，这种铁能够与血红蛋白直接结合，生物利用率很高。非血红素铁主要存在于植物性食品中，如深绿色蔬菜、黑木耳、黑米等，它必须经胃酸分解还原成亚铁离子才能被人体吸收，因此生物利用率低，并不是铁的良好来源。

散步是最好的增强心血管功能的运动

鉴于孕妈妈的生理特点，散步是增强孕妈妈和胎儿健康的有效方法。

孕妈妈散步可使腿肌、腹肌、心肌加强活动。散步时由于血管的容量增大，血液循环加快，对身体细胞的营养，特别是对心肌的营养有良好的作用，同时，在散步中，肺的通气量增加，呼吸变得深沉，能增强神经系统和心肺的功能，促进新陈代谢。

孕妈妈散步时应注意以下问题。

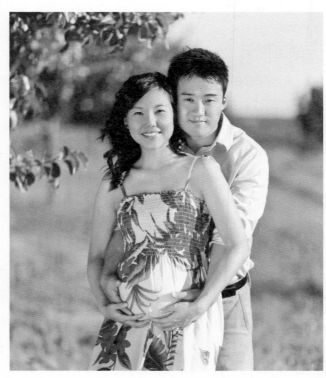

散步的地点：花草茂盛、绿树成荫的公园是理想的场所。这些地方空气清新，氧气浓度高，尘土和噪声少。孕妈妈置身于这样宜人的环境中散步，无疑会身心愉悦。也可以选择一些清洁僻静的街道作为散步地点。要避开空气污浊的地方，如闹市区、集市及交通要道等，因为在这种地方散步，不仅起不到应有的作用，反而对孕妈妈和胎儿的健康有害。

散步的时间：可根据工作和生活情况安排散步时间，最好是在清晨或傍晚。散步时最好请丈夫陪同，这样也可以增加夫妻间的交流。

最好穿孕妇鞋

穿高跟鞋不但能增加身高，弥补个子矮的缺点，而且还可以使人挺胸收腹，显得精神。因此，女性大多喜欢穿高跟鞋。

女性怀孕后，腹部一天一天隆起，体重增加，身体的重心前移，站立或行走时腰背部肌肉和双脚的负担加重，如果再穿高跟鞋，就会使身体站立不稳，容易摔倒。另外，因孕妈妈的下肢静脉回流常常受到一定影响，站立过久或行走较远时，双脚常有不同程度的水肿，此时穿高跟鞋不利于下肢血液循环。所以，孕妈妈不宜再穿高跟鞋，最好穿软底布鞋或旅游鞋，以舒适为准则。

坚持工作可以减轻妊娠反应

很多年轻的女性在当上孕妈妈以后也要继续工作。她们一方面可能放不下事业的发展，另一方面又担心身体特别是宝宝的生长会受到不利影响。其实，孕期坚持适当工作是有好处的。

缓解妊娠反应。调查显示，60%~90%的女性在怀孕初期都会出现晨昏、恶心呕吐、乏力等身体不适症状，一般妊娠反应在怀孕3个月以后会自动消失，上班族因为有良好的工作生活习惯，妊娠反应也会有所减轻，而集中精力工作是缓解妊娠反应的一种有效办法。

减少"致畸幻想"。由于妊娠反应和体质的变化，孕妈妈在兴奋之余，也许会感到心情焦躁，会有一些担心，不知宝宝是否健康。一部分抑郁或敏感气质的女性，越临近生产的时候越可能产生"致畸幻想"，担心孩子生下来兔唇、斜颈或长六根手指等，而这种担心在一个人独处时会明显加重。忙碌会冲淡这种担忧，在职场你会比较容易控制自己的情绪，尤其是当见面的所有同事都表扬你"气色很棒""一定能生个漂亮聪明的宝宝"时，"致畸幻想"会在不知不觉中消失。

利于保持良好心态。孕期坚持工作能使怀孕女性保留原来的社交圈，同时你也会发现，不论是原先争强好胜的同事，还是比较难缠的客户，这一阶段，都很少对一位"大肚婆"吹毛求疵。众人态度的友善，将对孕妈妈保持乐观情绪十分有益。

促进胃肠蠕动，减少便秘发生。孕妈妈因为生理原因，胃肠蠕动减弱，如果没有外出工作的动力，人会变懒，而"懒惰不思动"，活动减少，则更易出现消化功能降低，将导致体重剧增和便秘发生，同样也不利于胎儿发育和分娩。

有利于分娩，易于产后恢复。孕期坚持上班，有利于拓展女性的骨盆、增强腹部与腿部的韧劲，易于保持体重和体形。职场生活的艰辛使职场孕妈妈可以更加坦然地面对分娩时肉体上的疼痛与心理上的巨大压力，利于分娩，而且经常活动的孕妈妈其产后恢复也相对较快。

腹部骚痒时应该怎么处理

孕妈妈小米这些天总是感觉皮肤时不时地瘙痒，特别是在晚上，越抓越痒，有好几次她甚至把熟睡的老公叫醒，让他给挠痒痒。这到底是怎么回事儿呢?

症状及原因

少数孕妈妈在妊娠期间，尤其是在妊娠早期和晚期会出现部分或全身性皮肤瘙痒。瘙痒感有轻有重，轻者不影响生活和休息，只是皮肤有点痒，一般不被重视；严重者痒得人坐卧不安，难以忍受。

瘙痒分阵发性和持续性两种，无论是哪一种，都与精神因素有关。白天工作、学习紧张时，瘙痒可减轻或不痒；夜深人静时，瘙痒往往会加重，甚至越抓越痒。皮肤瘙痒有的短期内会自行消失，有的会一直持续到妊娠终止，分娩后很快消失。这是妊娠期间特有的症状，所以被称为妊娠性瘙痒。

生活调理

建议孕妈妈穿着宽松透气的衣物，避免闷热、挤压摩擦。

阴部瘙痒的孕妈妈不要过度清洁阴部，以免发生刺激性或干燥性外阴炎。不建议使用清洁剂或阴道冲洗液，因为这样会使正常细菌菌落被抑制，反而会使不正常的霉菌菌落滋生，造成更加严重的阴道炎。

居室内保持一定的湿度，对预防皮肤瘙痒是有好处的。

饮食调理

防治妊娠性皮肤瘙痒，内在调理很重要。

◎首先，孕妈妈应重视饮食调节，平时要多喝水，增加皮肤的水分供给。

◎其次，还应注意营养均衡，多吃新鲜蔬果及牛奶、豆浆等水分丰富的食物，还可常吃香油、黄豆、花生等，它们含有不饱和脂肪酸，如亚油酸等。

◎维生素A、维生素B_2、维生素B_6等对于防治皮肤瘙痒很重要，特别是孕妈妈缺乏维生素A时，皮肤会变得干燥，瘙痒不止，因而要多吃些动物肝脏、胡萝卜、油菜、芹菜、禽蛋、鱼肝油等补充维生素A。

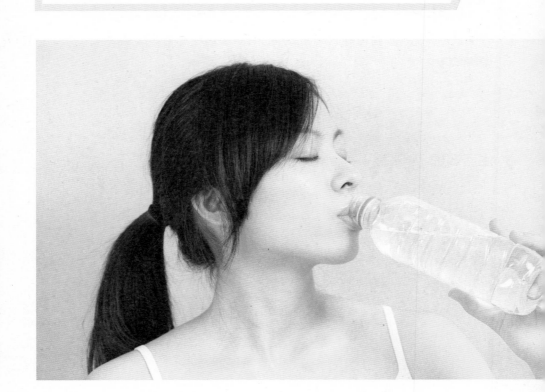

孕产期的相关福利待遇

职场孕妈妈还可以享受以下这些福利。

生育保险：女职工在怀孕16周后，凡享受产检、生育等生育保险各项待遇时，用人单位需到所在地医疗保险管理服务部门进行就医手续确认以及申报定点医院。

生育津贴：以生育时单月本单位人均缴费工资为基数按规定假期发放。其计算方法为：

生育津贴＝单月本单位人平均缴费工资/30（天）×假期天数。

一次性分娩营养补助费：

正常产、满7个月以上流产：上年度市职工月平均工资×25%。

难产、多胞胎：上年度市职工月平均工资×50%

一次性补贴：在一二级医院分娩的，每一次性增加300元补贴。

生育医疗费：在医保中心确认生育就医身份后就医的医疗费用，由市劳动和社会保障局同医院定额结算（超过1万元以上的部分按核定数结算）；怀孕16周前突然流产，非定点医院的急诊、产假期间的产科并发症按核定数报销；异地分娩的医疗费用，低于定额标准的按实际报销，高于定额标准的，按定额标准报销。

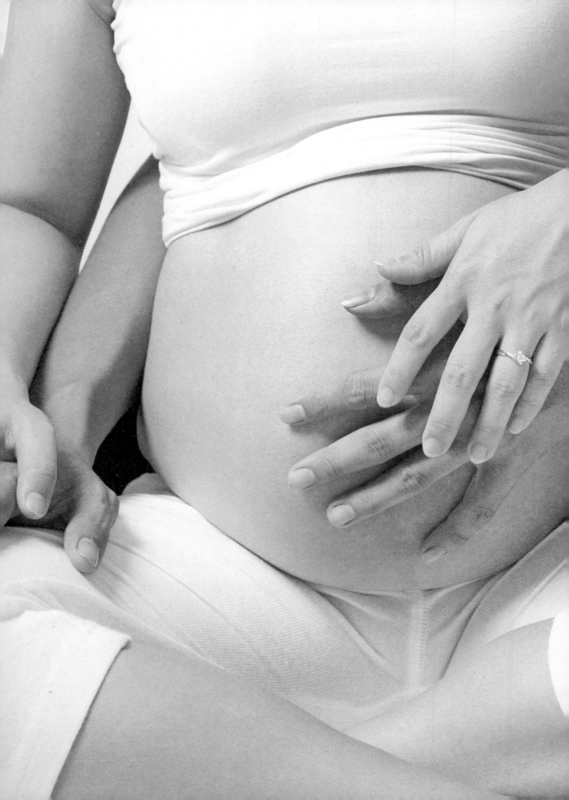

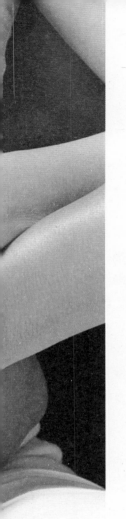

Part 04

孕中期的检查

（17～28周）

宝宝每天在妈妈肚子里准时做体操、
宝宝会在妈妈的肚里轻轻打嗝……
宝宝的每次小动作，妈妈都最清楚，
你和妈妈血脉相连！

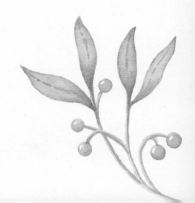

一、妇产科医生的自述

回想自己孕中期的生活，要进行两项很重要的排畸检查，一项就是前一章讲过的唐氏筛查，另一项就是四维彩超。虽说现在人们的生活水平提高了，但是因为环境污染、食品中的添加剂、水污染等，使得畸形的发生率日渐增高，我们每位新妈妈不仅希望有个属于自己的孩子，更希望这个孩子聪明、健康，因此每位妈妈都想尽可能地做到尽善尽美，不要影响到自己的宝宝。所以，在做以上这两项检查的时候，我们一定是很担心的，我也不例外。

我们能做的就是：按时按要求检查，如果出现了结果有可疑或异常情况，我们要相信科学，多看几家医院，多听听相关专家的建议，结合自身的情况做出决定。当然，我们一定要保持乐观的情绪，异常的毕竟是极少数嘛！

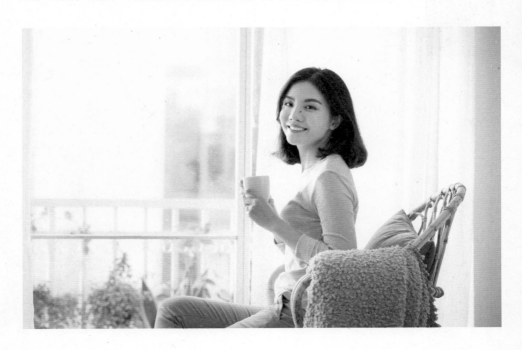

二、胎儿这个时期的发育 过程和发育指标

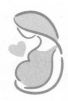

第17周，胎宝宝的循环系统、尿道等也开始工作。他的肺正在发育得更强壮，以利于将来适应子宫外的空气。16～19周，胎宝宝的听力形成，此时的他就像一个小小"窃听者"，能听得到妈妈的心跳声、血流声、肠鸣声和说话的声音。他也已经可以握住自己的小手，有了属于自己的独一无二的指纹。

第18周，胎宝宝开始频繁地胎动了，在这一周，他原来偏向两侧的眼睛开始向前集中。面部发育得更像人的样子，开始有最早的面部表情，还能皱眉、斜眼、做鬼脸。他的皮肤是半透明的，可以清楚地看见皮下血管，也能够看见全身开始长硬的骨骼。到本周，绝大多数妈妈都能感受到胎动了。从此以后，胎动会越来越明显，孕妈妈可以通过监测胎动来检查胎宝宝的健康状况哦。

第20周，胎宝宝的视网膜就形成了，开始对光线有感应，能隐约感觉妈妈腹壁外的亮光。胎宝宝的身长已达到25厘米，体重达到250克。他的感觉器官进入成长的关键时期，大脑开始划分专门的区域进行嗅觉、味觉、听觉、视觉以及触觉的发育。胎宝宝现在每天都在喝羊水，排小便（小便会经"聪明"的胎盘排出，进入孕妈妈的代谢系统排出体外，孕妈妈不要担心），靠自己维持生活环境中羊水的平衡。本周，胎宝宝的胃有米粒那么大了。本周，孕妈妈可以去医院做第二次B超，看看胎宝宝是否一切都正常。

第21周，胎宝宝长得更大了，有300克左右了。他的小乳牙已经开始在颌骨内形成，并且胎宝宝的活动越来越明显，且有了他自己的活动和睡眠周期。小家伙现在看上去变得滑溜溜的，他的身上覆盖了一层白色的、滑腻的物质，这就是胎脂。它可以保护胎宝宝的皮肤，以免在羊水的长期浸泡下受到损害。不少宝宝在出生时身上还残留着少许的白色胎脂。

第22周，胎宝宝身长已经长到29厘米左右，体重大约有350克。小家伙的皮肤是红红的，为了方便皮下脂肪的生长，上面皱皱的。胎宝宝眉毛和眼睑已充分发育，小手指上也已长出了娇嫩的指甲。这个时期，胎宝宝的动作多了起来，尤其是手部和手指的动作，抓小鼻子啊，揉擦小脸啊，有时候还会噘嘴巴，是不是非常有趣啊？

第23周，胎宝宝已经像一个人儿了，只是皮肤红红的、皱巴巴的，像个微型老头。皮肤的褶皱是为了给皮下脂肪的生长留有余地。嘴唇、眉毛和眼睫毛已清晰可见，视网膜也已形成，具备了微弱的视觉。胰腺及激素的分泌正处于稳定的发育过程中。牙龈下面乳牙的牙胚也开始发育了。本周胎宝宝的牙胚开始发育，所需要的钙质越来越多了，所以孕妈妈要注意补钙哦。除了有意识地食用富含钙质的食物外，还要适当晒晒太阳，促进体内维生素D的合成。

第24周，胎宝宝大约已有820克，30厘米长。除了听力有所发展外，呼吸系统也正在发育。尽管他还在不断吞咽羊水，但是通常并不会排出大便（那得等到出生以后了）。6个月时胎宝宝的听力几乎和成人相等。外界的声音都可以传到子宫里，但是胎宝宝喜欢听节奏平缓、流畅、柔和的音乐，讨厌强快节奏的音乐，更害怕各种噪声。胎动也越来越明显了。本周，孕妈妈最好去医院做一下糖尿病筛查，以了解自身的血糖情况，及时预防或者发现妊娠期糖尿病。

第25周，胎宝宝体重稳定增加，皮肤很薄而且有不少皱纹，几乎没有皮下脂肪，全身覆盖着一层细细的绒毛。其身体在妈妈的子宫中已经占据了相当多的空间，开始充满整个子宫。从本周开始，胎宝宝进入大脑发育的又一个高峰期，孕妈妈要抓住这个时期，多吃些有益大脑发育的食物，同时进行适当的胎教。

第26周，胎宝宝的体重在1000克左右，身长约为32厘米。这时皮下脂肪开始出现，他全身覆盖着一层细细的绒毛。他的眼睛已经能够睁开了，如果用手电筒照射孕妈妈的腹部，胎宝宝会自动将头转向光亮处。

第27周，胎宝宝可以看到胎头上长出了短短的胎发，看起来更加像一个小人儿了。男孩的睾丸尚未降下来，女孩的小阴唇已开始发育。这时胎宝宝的听觉神经系统也已发育完全，对外界声音刺激的反应更为明显。气管和肺部还未发育成熟。

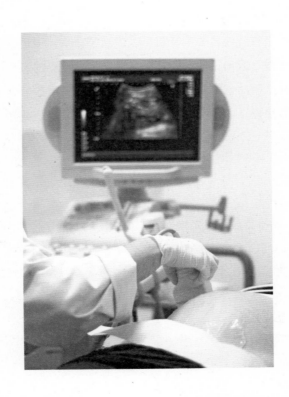

三、孕妈妈这一阶段的重要检查

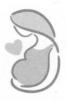

 常规孕检项目

　　体重、血压、尿常规持之以恒。16~28周，孕妈妈要坚持每月至少去医院进行一次产检。进入孕中期，我们要通过体重与血压的测量，同时结合每个月至少一次的尿液检查，根据各项数据的值，关注异常数据背后提示的妊娠中后期可能出现的疾病。

体重

　　孕妈妈在整个孕期体重会增加10~15千克。孕妈妈的体重变化可以间接地反映宝宝的生长发育情况，一般每周测1次。不管体重增长过多还是过少，都应该去看医生，尽早查明原因，并采取相应的治疗方法，以免造成不良后果。

尿常规

　　一些孕妈妈在胎儿6个月左右，腿、脚有明显的水肿现象，这是一个不太好的信号，尿检必不可少。如果尿中出现蛋白，血压开始升高，则表明孕妈妈患有妊娠高血压，必须就医治疗。

妊娠高血压是指怀孕20周后出现高血压、水肿、蛋白尿等一系列症状，严重时会出现抽筋、昏迷甚至死亡。

可能人群： 精神过度紧张，生活的地区气温过低或温差过大；年轻或高龄初次妊娠；营养不良（如贫血、低蛋白血症等）；BMI大于24、体形矮胖；子宫张力过高（羊水过多、双胎妊娠、糖尿病、巨大儿等）有慢性高血压、慢性肾炎、糖尿病史；有高血压家族史等，都是妊娠高血压的危险人群。

预防方法： 定期进行产前检查；减少脂肪和过多盐分的摄入；多吃富含蛋白质、维生素、铁、钙和其他微量元素的食品；保证足够的休息；保持心情愉快；开展妊娠高血压的预测等。

胎心监测

进入孕中期到医院体检时，医生都会运用多普勒胎心仪来听胎宝宝的心跳，俗称听胎心，胎心能够表明胎宝宝生命的存在。一般孕6个月后即可在孕妈妈腹部听到胎宝宝的心跳声，其声音犹如钟表的"滴答"声。

记住了，此时孕妈妈（准爸爸或其家人）在家也可以听胎心了。其中多普勒家用胎心听筒用起来既方便又听得清楚，其具体操作方法是：孕妈妈取仰卧位，平心静气，孕妈妈自己或准爸爸可以在脐部上、下、左、右4个部位听取，每天早、晚各1次，每次1分钟，最好加以记录，孕28周后应每日记录。听者要注意排除子宫和腹主动脉音，这两者声音的速率与孕妈妈脉搏一致，前者为"吹风声"，后者为"咚咚声"，它们与"滴答，滴答"犹如钟摆声般的胎心声不一样。正常的胎心率为每分钟110~160次，长时间的过快、过慢、不规则均属异常，在发现异常后应及时去医院检查诊治。

孕期宫高标准范围和腹围标准

胎宝宝在孕妈妈子宫内生长，随着胎宝宝的不断生长，子宫必然会随着逐渐增大，且有一定的规律。宫底高度因孕妈妈的脐耻间距离、胎儿发育情况、羊水量、单胎或多胎等稍有差异。从孕妈妈腹部观察测量子宫的高度，并随妊娠周数的增加而定期测量子宫底高度，以了解胎宝宝生长情况以及羊水情况。

测量方法是：孕妈妈排尿后取仰卧位，双腿伸直，手横放于腹部，用手指即可触摸到子宫底。

正常情况下妊娠子宫底高度如下：

◎妊娠12周末，在耻骨联合上2~3厘米。

◎妊娠16周末，在耻骨联合与肚脐之间。

◎妊娠20周末，在肚脐下1~2横指。

◎妊娠24周末，平脐或者脐上1横指。

◎妊娠28周末，在脐上2~3横指。

◎妊娠32周末，在肚脐与剑突之间。

◎妊娠36周末，在剑突下2~3横指。

◎妊娠40周末，下降至肚脐与剑突之间或者稍高。

用软尺测量子宫底高度比手指触摸更为准确，其方法是用软尺沿腹中线测量耻骨联合上缘中点到子宫底之间的距离。正常情况下从21周开始每周平均增长1厘米，从34周开始每周平均增长0.65厘米。如果连续数周子宫底高度不增加，就连子宫横径也不增宽，则提示胎宝宝生长迟缓，遇到此情形就需要咨询医生，进一步查明原因；如果子宫底升高太快，则有可能是胎宝宝生长较快造成的，也有可能是羊水过多所致。

腹围检查方法同前。

胎动

在怀孕18周（最晚20周）后的某一天，当孕妈妈第一次感觉到胎动时，那种惊喜简直是无法用言语形容的，并且终身难忘！其实，胎动不仅是胎宝宝在动而已，也是显示胎宝宝生命活力的重要指标，同时还是母子之间特殊的沟通方式，所以有人把胎动形象地比喻为"胎宝宝打给妈妈的电话"，实际上胎动更是胎宝宝健康状态的晴雨表。

胎动是啥感觉

胎动是发育健康、精力充沛的胎宝宝在妈妈肚子里摸、爬、滚、打等活动。其实在孕8周前后，胎宝宝就已经能够主动运动了，不过，孕妈妈还不那么容易察觉，只能在B超上看到。随着胎儿和子宫的渐渐变大，胎动会明显起来。扭动、翻滚、呼吸等胎宝宝在子宫里的主动运动就是孕妈妈能感受到的胎动。由于孕妈妈的自身状况不同，对胎动的感觉也往往有所不同，有的孕妈妈感觉像是小球在肚子里滚动，有的则感觉像是肠子在蠕动，还有的说好像是气泡在运动，更有趣的说法是像蝴蝶在肚子里一闪而过……

胎动何时开始

每位孕妈妈感受到胎动的时间往往都不一样。一般情况下看，大部分初育孕妈妈在孕20周前后能感受到胎动，经产孕妈妈则会出现在孕16~18周。此外，皮下脂肪少的孕妈妈会更早感觉到胎动。胎动强度在孕妈妈28~32周时达到顶峰，孕38周后又逐渐减弱。还有，胎宝宝在孕妈妈肚子里会有睡觉和活动的周期，叫觉醒周期，到宝宝足月时将达到20分钟一周期，所以只要妈妈注意监测，胎动是随时可以觉察到的。

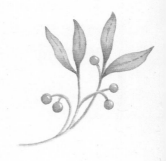

差异原因分析

为什么有的孕妈妈能很早就明显地感觉到胎动，而有的孕妈妈则不能呢？原来影响胎动的因素有很多，每位孕妈妈的身体状况各不相同，所以对胎动的感知也往往会有所不同：

影响因素一：腹壁厚的孕妈妈感觉稍稍迟钝一些，腹壁薄的孕妈妈到妊娠后期，在宝宝胎动的时候，都有可能从肚子外面看到鼓了一个小包。

影响因素二：孕妈妈羊水的多少。一般情况下，羊水多的孕妈妈对宝宝胎动的感觉会相对迟钝一些。

影响因素三：孕妈妈自身敏感度。每个人的感觉灵敏度不同，因此，开始的时候，宝宝的胎动还很微弱，有人会比较敏感，有人就会感觉不到。

胎动有啥规律

正常情况下，从一天来看，胎动在上午8~12点比较均匀，下午2~3点时最少，傍晚6点以后就开始逐渐增多，到了晚上8~11时最活跃；从整个孕程来看，平均一天的正常胎动次数，由怀孕24周的200次，逐渐增加到32周的575次，再到足月时的减少至282次。不过，一般孕妈妈是不会感觉到那么多的胎动的，那么何时是胎动最活跃的时候呢？一般在孕妈妈吃完饭后，血糖升高、心跳速率加快的这段时间。晚餐后是胎动最频繁的时候。此外，不同孕期的胎动状态也有很大不同。

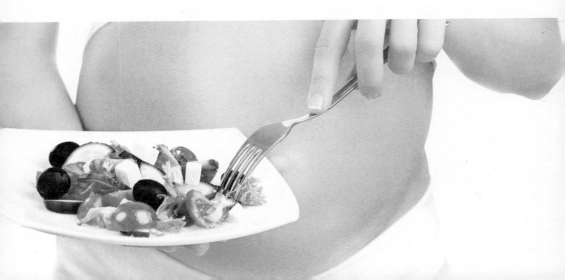

孕16~20周

胎宝宝运动量：小动作不激烈

孕妈妈的感觉：比较微弱不明显，很多孕妈妈会无法分辨

胎动位置：下腹中央

大盘点：孕16~20周是孕妈妈刚刚开始能够感知到胎动的时期。孕妈妈通常会觉得这个时候胎动像鱼在水中游泳，或是"咕噜咕噜"吐泡泡，跟胀气、胃肠蠕动或者饿肚子的感觉有点像，没有经验的孕妈妈常常会分不清。此时，胎动的位置比较靠近肚脐眼。

临近分娩时

胎宝宝运动量：动作最激烈

孕妈妈的感觉：非常明显

胎动位置：靠近胃部，向两侧扩大

大盘点：这一阶段的胎宝宝正处于非常活跃的时期，将会开始40~50分钟睡眠以及20~30分钟活动的生理循环周期，因此胎动也变得规律起来。由于此时胎宝宝长得还不是很大，子宫内可提供活动的空间又比较大，所以这一时期是胎宝宝活动最激烈的一段时间。孕妈妈可以感觉到宝宝拳打脚踢、翻滚等各种大动作，不但孕妈妈能感觉到，周围人也能看到胎宝宝在宫内的蠕动起伏。此时，胎宝宝的位置升高，一般在靠近胃的地方了。

孕20～35周

胎宝宝运动量：动作不太激烈。

孕妈妈的感觉：明显。

胎动位置：遍布整个腹部。

大盘点：因为临近分娩，胎宝宝慢慢长大，几乎撑满整个子宫，所以宫内可供活动的空间越来越少，施展不开，而且胎头下降，胎动就会越少一些，不及之前频繁，一般只能伸伸手、动动身体。即使胎动的次数不减，但力度也会变小。胎动的位置也会随着胎宝宝的升降而改变。

温馨提示：在妊娠28周后，胎动部位多在小腹下部。如果小腹下部经常出现胎动，则可视为异常，表明胎位不正常，多为臀位或者横位，容易造成分娩困难，应及时去医院就诊。

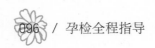

如何计算胎动

为了及时了解胎宝宝的健康状况，孕妈妈从怀孕28周起，就要自测并记录胎宝宝的胎动情形和次数。可以尝试用以下方法：

方法一：孕妈妈从早上起床后就开始自测胎动，达到 10 次后就可以不再计数了。有的胎动可每小时就能达到 10 次，有的可能到晚上才到 10 次。如果到晚上都没有到 10 次的话，建议马上去医院检查。

方法三：如果白天没有时间，孕妈妈可以在晚饭后 7~11 点之间自测宝宝的胎动，看看出现 10 次胎动需要多长时间。如果超过 3 小时，胎动还不到 10 次的话，需要尽快去医院检查。

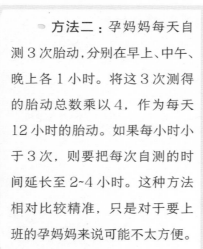**方法二**：孕妈妈每天自测 3 次胎动，分别在早上、中午、晚上各 1 小时。将这 3 次测得的胎动总数乘以 4，作为每天 12 小时的胎动。如果每小时小于 3 次，则要把每次自测的时间延长至 2~4 小时。这种方法相对比较精准，只是对于要上班的孕妈妈来说可能不太方便。

温馨提示：

计算胎动时，孕妈妈最好采取左侧卧位的姿势，环境要保持安静，心情应平静下来，以确保测量数据的准确；孕妈妈可以将自测的胎动次数记录并保留下来，在产检的时候可以提供给医生参考一下。

胎动记录表备注

①每天早中晚各数胎动1小时，并且每次时间要尽量固定，以保证规律性。

②12小时胎动次数＝（早+中+晚）×4。

③每个胎宝宝都是不同的，你的胎动次数跟其他孕妈妈可能会非常不一样。

④连续一串胎动算做1次；一跳一跳的"打嗝"不能计入胎动次数。

⑤如果胎动次数与平时的平均胎动次数相比，增减幅度超过50％，请立即到医院检查就诊。

⑥如果胎动连续3~4天明显偏离通常的胎动规律，建议尽快咨询医生。

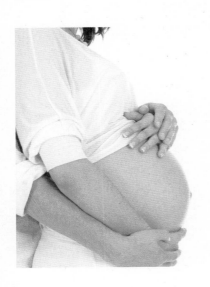

正常胎动数量

正常明显胎动1小时不少于3~5次，12小时明显胎动次数为30~40次以上。胎动的强弱与次数，个体差异很大，有的12小时明显胎动竟多达100次以上，但是只要胎动有规律，有节奏，变化曲线不大，都说明胎儿发育是正常的。胎动正常表示胎盘功能良好，输送给胎儿的氧气充足，胎宝宝在子宫内生长发育健全、很愉快地活动着。胎动的次数并非恒定不变，孕妈妈的运动、姿势、情绪以及强声、弱光和触摸腹部等，都可引起胎动的变化。

如果1小时内胎动数小于3次，就需要注意了。此时，轻轻刺激一下，再接着计数1小时，如果仍然小于3次，就要向医生咨询或直接去看医生。

如果计算出相当于12小时的胎动次数小于30次，就须引起注意，并继续观察。如果仍然小于30次，就要及时向医生咨询。

如果当天的胎动次数和以前相比，减少30％以上，也应该视为异常，要及时与医生取得联系。

如果连续计数2小时的胎动少于10次，也需要及时向医生进行咨询。

胎动异常对策

胎动突然减少

可能原因：孕妈妈血糖过低、发热。

专家建议：孕妈妈的体温如果持续过高，超过38℃的话，就会使胎盘、子宫的血流量减少，此时胎宝宝就会变得安静许多。所以，遇到这种情况，为了胎宝宝的健康，孕妈妈需要尽快去医院，请医生帮助。

①注意休息，随气温变化增减衣物，避免感冒。

②尽量避免到人多的地方去。

③经常开窗通风，保持室内的空气流通，适当进行锻炼。

④多喝水、多吃新鲜蔬菜和水果。

胎动突然加剧，随后慢慢减少

可能原因：缺氧、遇到外界刺激。

专家建议：高血压、受到外界撞击以及外界噪声刺激等都会使胎宝宝出现类似的反应。

①有妊娠高血压的孕妈妈，应该定期到医院做检查，不要过度劳累。

②尽量和他人保持距离，不到嘈杂的环境中去，防止外力冲击与刺激。

③保持良好的心态，放松心态，控制情绪。

急促胎动之后，突然停止

可能原因：脐带的因素，如绕颈、旋转、打结、过细等。

专家建议：好动的胎宝宝翻身打滚时一不小心被脐带缠住了，就会导致因缺氧而窒息的现象。

①一旦出现异常胎动的情况，要立即就诊。

②坚持每天数胎动，有不良感觉时，马上去医院检查。

普通彩超可以排畸吗

在怀孕24周左右，医院会为孕妈妈准备一次彩超排畸检查，因为胎儿24周左右时正是大脑突飞猛进的发育时期，这个时期的胎宝宝结构已经形成，宝宝的大小及羊水适中，在宫内的活动空间较大，胎儿骨骼回声影响较小，图像也比较清晰。孕妈妈可以选择三维彩超或四维彩超进行监测。

三维彩超：是立体动态显示的彩色多普勒超声诊断，不仅具有二维彩超的全部功能，还可以进行胎儿头部立体成像，可清晰地显示眼、鼻、口、下颌等状态，可协助医生直接对胎儿先天畸形进行诊断，包括表面畸形和内脏畸形，特别是三维彩超能以显示的头面畸形，来确定胎儿在子宫的精确位置。

四维彩超：不仅具有三维彩超的所有功能，而且是在三维彩超图像的基础上加上时间维度参数，可以实时观察胎儿动态的活动图像。

一般来说，做彩超能看出大方面的畸形，例如新生儿先天性心脏病、唇腭裂、水肿胎、多指和外耳等方面的畸形均可查出，但是，彩超也不是万能的，例如新生儿的耳聋、白内障等就无法监测出来。

孕妈妈必须认识彩超筛查的重要性，按照医生规定的时间进行彩超畸形筛查。

胎儿四维彩超系统畸形筛查

胎盘分级

钙化一项报告单上分为3级。Ⅰ级为胎盘成熟的早期阶段，回声均匀，在孕30~32周可见到此种变化；Ⅱ级表示胎盘接近成熟；Ⅲ级提示胎盘已经成熟。越接近足月，胎盘越成熟，即表示胎儿的肺越成熟，只有肺成熟后，胎儿出生才能存活。

胎儿生长指标

羊水深度

3~7厘米为正常，超过7厘米提示羊水过多，少于3厘米提示羊水过少。羊水过多或过少都是异常的。

羊水指数

以孕妈妈的脐部为中心，分上、下、左、右4个区域，将4个区域的羊水深度相加，就得到羊水指数。孕晚期羊水指数正常值是8~18（24）厘米。

双顶径

头部左右两侧之间最长部位的长度，又称为"头部大横径"。当初期无法通过头臀长来确定预产期时，往往通过双顶径来预测；中期以后，在推定胎儿体重时，往往也需要测量该数据。

在孕5个月以后，双顶径基本与怀孕月份相符，也就是说，妊娠28周（7个月）时双顶径约为7.0厘米；孕32周（8个月）时约为8.0厘米。依此类推，孕8个月后，平均每周增长约0.2厘米为正常，足月时应达到8.8厘米或者以上。

头围

测量的是胎儿环头一周的长度，确认胎儿的发育状况。

腹围

也称腹部围周长，测量的是胎儿腹部一周的长度。用于和腹部前后径和腹部横径一起来推出胎儿的发育。

股骨长

胎儿大腿骨长度，正常值与相应的怀孕月份双顶径值差2~3厘米。

肱骨长

上腕骨的长轴，用于推断孕中、晚期妊娠周数。

小脑横径

就是小脑水平的长度，用来测定正确的孕周、妊娠16~40周的正常胎儿小脑横径值为（数值仅供参考）：

20周：2.16±0.16厘米　　　　25周：2.85±0.17厘米

30周：3.86±0.34厘米　　　　35周：4.29±0.26厘米

40周：4.87±0.42厘米

侧脑室

胎儿侧脑室正常应该在1厘米以下。1~1.5厘米算轻微侧脑室增宽，1.5厘米以上就有点危险了。

侧脑室增宽大多是由于胎儿脑脊液过多造成的，胎儿后期大多能够自己吸收，一般医生会建议孕妈妈隔两周再做B超看看是否继续增宽。侧脑室增宽太多的话，医生会怀疑是脑积水，而脑积水的现象除了脑室增宽外，还有一个明显特征伴随症状是脊柱裂，所以做B超时让医生帮你看清楚胎儿有没有脊柱裂，没有的话胎儿应该就是健康的。

后颅窝池

正常情况下，颅后窝的最大深度不超过10毫米，大于5毫米则为颅后窝积液。胎儿颅后窝宽度在32周之前随孕周增加而增宽，33周之后随孕周的增加而缩窄。首次发现有颅后窝积液的最早时间是22周，最迟为41周，平均为32±4周，颅后窝积液以妊娠22~32周时最多见，积液重量最多也在孕29~32周。当颅后窝积液≥8毫米，应该每2~3周复查一次；若后颅窝池增宽＞10毫米，则应该高度警惕，应去产前诊断门诊和遗传优生门诊详细咨询，同时还要检查有无其他合并畸形。必要时进行胎儿染色体检查，如果后颅池宽度＞14毫米或超声波检查有畸形者，必须做胎儿的染色体检查。

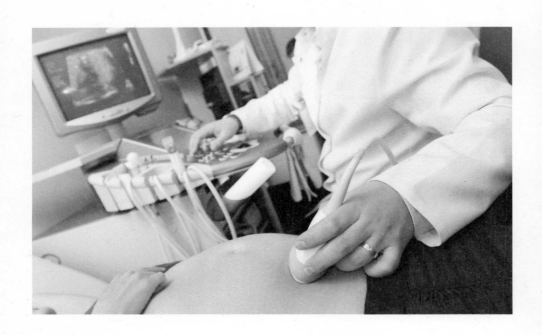

胎宝宝体重的估算值Y（g）公式

公式1：Y=-4973.72+260.69HC

公式2：Y=-2686.60+171.48AC

公式3：Y=-2232..56+747.42FL

公式4：Y=-2513.51+1049.90FTH

公式5：Y=-5168+10097HC+11086AC+143.09FL+331.43FTH

孕妈妈、准爸爸可以使用其中任一个公式来估算胎宝宝的体重，不过相比而言，公式5的精度最高。

说明：英文字母的含义如下，参数可以从B超单中查到：

Y：胎儿体重的估算值

HC：头围　AC：腰围

FL:股骨长

FTH:胎儿腿部皮下脂肪厚度

孕期B超检查胎儿发育的正常值

单位：厘米

时间	双顶径的平均值	腹围的平均值	股骨长
孕13周	2.52 ± 0.25	6.90 ± 1.65	1.17 ± 0.31
孕14周	2.83 ± 0.57	7.77 ± 1.82	1.38 ± 0.48
孕15周	3.23 ± 0.51	9.13 ± 1.56	1.74 ± 0.58
孕16周	3.62 ± 0.58	10.32 ± 1.92	2.10 ± 0.51
孕17周	3.97 ± 0.44	11.49 ± 1.62	2.52 ± 0.44
孕18周	4.25 ± 0.53	12.41 ± 1.89	2.71 ± 0.46
孕19周	4.52 ± 0.53	13.59 ± 2.30	3.03 ± 0.50
孕20周	4.88 ± 0.58	14.80 ± 1.89	3.35 ± 0.47
孕21周	5.22 ± 0.42	15.62 ± 1.84	3.64 ± 0.40
孕22周	5.45 ± 057	16.70 ± 2.23	3.82 ± 0.47
孕23周	5.80 ± 0.44	17.90 ± 1.85	4.21 ± 0.41
孕24周	6.05 ± 0.50	18.74 ± 2.23	4.36 ± 0.51
孕25周	6.39 ± 0.70	19.64 ± 2.20	4.65 ± 0.42
孕26周	6.68 ± 0.61	21.62 ± 2.30	4.87 ± 0.41
孕27周	6.98 ± 0.57	21.81 ± 2.12	5.10 ± 0.41
孕28周	7.24 ± 0.65	22.86 ± 2.41	5.35 ± 0.55

胎儿超声结构描述

胎位：胎位为胎儿先露部位与母体盆骨前、后、左、右的关系。写法由三方面来构成：先露部分在骨盆的左侧或右侧，简写为左（L）或者右（R）；顶先露为"枕"，即"O"，臀先露为"骶"，即"S"，面先露为"颏"，即"M"，肩先露为"肩"，即"Sc"；先露部位在骨盆之前、后或横，简写为前（A）、后（P）或者横（T）。

胎头：轮廓完整为正常，缺损、变形为异常。脑中线无位移和无脑积水为正常。

唇、腭连续为正常。现代医学还不能确切知道唇腭裂的发生原因。一般认为，母亲怀孕3个月以前出现下述情况可能会导致宝宝唇腭裂：病毒感染；强烈的精神刺激；维生素D、叶酸、铁、钙等缺乏；X线照射；吸烟；酗酒；缺氧；女方年龄大等。

双肾盂分离：正常胎儿肾脏的集合系统可有轻度分离，分离径可达6毫米，而胎龄大于30周后肾盂扩张大于等于10毫米或存在肾小盏扩张则为肾积水。发现了胎儿的肾积水不要过于担忧，不必急于终止妊娠，应于B超发现后1小时或1周后复查。如胎儿肾积水宽度小于1.63厘米或肾实质厚度大于0.58厘米，可视为正常；如积水宽度大于2.15厘米或肾实质厚度小于0.2厘米为不可复性，可视情况终止妊娠。若数据在安全线以内，大概是宝宝尿给憋的，撒出尿来就好了。

胎儿心脏：胎心与胎儿心脏是有区别的。胎心正常只是指心跳的节律快慢正常，而等胎儿24周左右做四维超声波时，可以观察胎儿心脏有无病变。妊娠4个月后，胎儿心脏血管已形成并已具有正常的胎心功能，此时可通过高质量的彩超发现明显的心脏畸形。

胎盘：胎盘位置说明胎盘在子宫壁的位置；胎盘的正常厚度应在2.5~5.0厘米之间。

建议每一位准妈妈都要做糖筛检查

糖筛是"育龄妇女妊娠期间糖尿病筛查"的简称，在孕24~28周期间进行。筛查前空腹12小时，一般抽血检查到前一天晚上12点过后就不要进食，第二天早上不吃早餐即可抽血测量空腹血糖，然后将75克葡萄糖溶于200毫升水中，5分钟内喝完，接着在第1、第2小时内各采血测定血糖，三项中任何一项的值达到和超过一项临界值即诊断为妊娠期糖尿病。

糖化血红蛋白测试通常可以反映患者近8~12周的血糖控制情况。糖化血红蛋白是糖尿病诊断新标准和治疗监测的"金标准"。空腹血糖和餐后血糖是反映某一具体时间的血糖水平，容易受到进食和糖代谢等相关因素的影响。糖化血红蛋白可以稳定可靠地反映出检测前120天内的平均血糖水平，且受抽血时间、是否空腹、是否使用胰岛素等因素干扰不大。针对一些血糖测试数据不稳定的妈妈，医院会建议进行糖化血红蛋白测试。

什么是妊娠期糖尿病

妊娠期糖尿病是指怀孕前未患糖尿病，而在怀孕时才出现高血糖的现象，发生率为1%~4%。妊娠期糖尿病的妈妈会出现"三多"症状——多饮、多食、多尿，还可能会有生殖系统念珠菌感染反复发作。

妊娠期糖尿病可能人群：身体肥胖、高龄、有糖尿病家族史、孕期反复患外阴阴道念珠菌病、曾出现过不明原因的反复自然流产的孕妈妈。高危妊娠妈妈比正常妊娠妈妈更容易患妊娠期糖尿病。

妊娠期糖尿病会导致畸形胎儿、巨大胎儿的发生率增高，胎儿宫内发育迟缓，胎儿红细胞增多症增多，新生儿高胆红素血症增多，易并发新生儿呼吸窘迫综合征等。若孕妈妈已经诊断为妊娠期糖尿病应以饮食控制为主，必要时采用胰岛素治疗。

哪些准妈妈需要做羊水诊断

羊水诊断可以检查出染色体的数量和形状的所有异常，但它风险大，仅建议染色体或基因疾病高危孕妈妈在孕16~20周进行。其他孕妈妈进行超声波和血清筛查试验即可。

其他检查

孕期中，若孕妈妈的肚子、手和脚开始痒，主要原因可能有：冬天天气干燥，寒冷导致皮肤干燥；接触一些致敏源，这时会同时引起皮肤出现风团、湿疹性皮炎等。另外，还有妊娠本身也可以引起皮肤的瘙痒，如妊娠痒症、妊娠疱疹样脓疱病、妊娠期肝内胆汁淤积症等，其中后者可导致胎盘循环灌注不足，严重者可引起胎儿宫内缺氧，甚至胎死宫内。

如何区分自己的瘙痒是正常的生理性瘙痒，还是患了胆汁淤积症带来的瘙痒？

孕妈妈可以通过以下几点来辨别：生理性瘙痒多发生在怀孕末期，胆汁淤积症带来的瘙痒多从怀孕七八个月时开始；生理性瘙痒多在腹部，胆汁淤积症瘙痒会从腹部延伸到四肢及全身；生理性瘙痒感轻，胆汁淤积症瘙痒感重。因此，对于妊娠期皮肤瘙痒切不可掉以轻心，可到医院检测胆汁酸高低，以排除胆内淤积症的可能。

16周大检查中，若孕妈妈被诊断为乙肝病毒携带者，那么这时需要检查乙肝病毒DNA定量，如果孕妈妈的乙肝病毒检测出阳性，那么婴儿产出之后，立即注射乙肝表面免疫蛋白，同时注射乙肝疫苗，以后按计划免疫再完成全程3针，共4针。

四、应对异常情况的方法

到了孕中期，孕妈妈一定要注意怎样避免一些异常情况的发生，因为宝宝在这个时候各器官差不多已经发育比较全面，之后是一个完善的过程。要尽量保证宝宝在整个胎儿过程中安全地度过哦。在这一时期主要注意以下几点。

口干舌燥

孕妈妈总想喝水是好事，可以增加身体新陈代谢，防止脱水和便秘，但危险的是总觉得口渴则很可能是糖尿病的症状。所以孕妈妈要少吃甜食，比如糕点和糖类，多吃水果和蔬菜，要注意饮食多样化。一旦经常口渴且喝多少水都不管用，就要及时就医了。

便秘是很正常的

怀孕后激素分泌的不断增加会使肠胃蠕动减慢，再加上子宫日渐增大，压迫直肠，若此时孕妈妈运动量少并缺乏纤维素食物则很容易导致便秘的发生。因此，怀孕后要多吃水果蔬菜，并养成定时排便的习惯，早晨起来可以喝一杯牛奶或者温开水。禁止使用泻药。

孕期尿频尿痛警惕泌尿系统感染

出现排尿疼痛、血尿等症状时，有可能是膀胱炎、尿道炎，必须及时到医院就诊。这需要孕妈妈注意清洁卫生，勤换内裤，常洗澡，保持内裤和会阴部的清洁，防止病菌感染。

头晕是孕妇常见的症状

头晕是孕期常见的症状。轻微者头重脚轻，走路不稳；严重者眼前发黑，突然晕厥。孕期头晕常由多种疾病引起。

血压偏低、大脑缺血。这类孕妈妈一般在突然站立或乘坐电梯时可能会晕倒。妊娠的早中期，由于胎盘的形成，血压都有一定程度的下降，流至大脑的血流量就会减少，造成脑血供应不足，使大脑缺血缺氧，从而引起头晕。这种情况一般至孕7个月时即可正常。这类孕妈妈需注意自我保护，不要骑自行车，以免跌伤；一旦头晕发作，应立即坐下或平卧，以阻止头晕加剧；避免久站，以防发作。

进食过少、血糖偏低。这类孕妈妈有发作性头晕，伴有心悸、乏力、冷汗，一般多在饥饿的情况下发生。怀孕期间由于妊娠反应，恶心呕吐，进食少，使血糖偏低，导致乏力、头晕、冷汗、心悸等不适。这类孕妈妈早餐要吃得多些，质量也要好些。同时应随身带些奶糖，一旦头晕发作时，马上吃糖，可使头晕得以缓解，也起到治疗作用。

体位不妥、压迫血管。这类孕妈妈一般在仰卧或躺坐于沙发中看电视时发作，而在侧卧或站立时不会发作。该类孕妈妈的头晕属于仰卧综合征。妊娠的晚期由于子宫增大，仰卧或躺卧时，沉重的子宫压在其后面的下腔静脉上，使下半身的血液不能返回心脏，回心血量锐减，心搏出量减少，导致了心脑血供减少，引起头晕、胸闷等不适。只要避免仰卧或半躺坐位，即可防止头晕发生。如一旦发生，应马上侧卧。

贫血也是引起孕妈妈头晕的常见原因。平时孕妈妈应摄入含铁丰富的食物，如动物血、猪肝、瘦肉等。一旦发生贫血，应及时补铁。

妊娠高血压综合征。若伴有头痛，且逐渐加剧，出现抽搐、昏迷，会危及孕妈妈和胎儿生命。这是孕期最严重的并发症，应及早诊治。

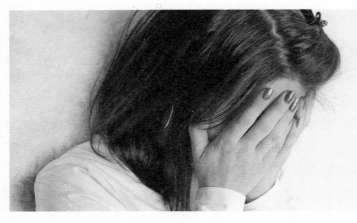

皮肤瘙痒不可小视

孕期出现皮肤瘙痒的原因极多，如妊娠纹出现、皮肤过敏、孕期代谢旺盛、分泌物增加以及孕期胆汁瘀积症等。其中以胆汁瘀积症对胎儿的影响为大，不容忽视。

胆汁瘀积症常以瘙痒为首发症状，发生无皮肤损伤的瘙痒，一般孕妈妈在孕30周后开始出现，个别甚至更早。瘙痒程度不一，常呈持续性，白昼轻，夜间加剧。瘙痒一般最先从手掌和脚掌开始，然后逐渐向近端延伸甚至可发展到面部、颈部和耳朵，瘙痒于分娩后数小时或数日内消失。如孕妈妈在孕中晚期出现皮肤瘙痒应引起注意，及时上医院就诊，以排除胆汁瘀积症的可能，确保孕妈妈和胎儿的平安。

感冒时能不用药就不用药

孕妈妈在孕期抵抗力下降，特别容易感冒，当时怕影响胎宝宝又不敢吃药。

在刚刚感冒时，往往会感到喉咙不舒服，这时候每隔10分钟漱一次口，连漱十几次就能减轻不适；如果已经感冒，并出现鼻塞、流涕等症状时，可在保温茶杯内倒入42℃左右的热水，孕妈妈将口、鼻部放在杯口处，不断吸入热蒸汽，每日3次即可；感冒伴有咳嗽症状时，可打个鸡蛋再加入少量红糖及生姜汁，用半杯开水冲服，每日服用2~3次即可起到止咳的效果。

准妈妈站、立、坐、行走须知

到了孕中期和孕晚期，孕妈妈的体重和腹部负担逐渐加重，膨隆的子宫压迫着周围的脏器和血管，尤其对下肢静脉的压迫更为明显。此时的孕妈妈要避免长时间的站、立、坐、行走，一般是这几种体位交换进行。如果条件允许，每天中午尽可能躺一会儿。

怎样掌握正确的孕期睡姿

孕妈妈睡觉的姿势也很有讲究，因为不良的睡姿不仅会影响到子宫的位置，而且会增加子宫对周围组织及器官的压迫，影响子宫和胎盘的血流量。左侧卧位是孕妈妈最佳的睡姿，当然了，整夜保持一种睡姿是不可能的，所以，孕妈妈睡觉时可左右交替，左长右短，减少仰卧。

孕期容易感染哪些疾病

孕妈妈在孕期抵抗力下降，容易受到传染性疾病的侵扰。所以，孕妈妈在外出后、进食前、如厕后、睡觉前应用肥皂和流动水洗手；常开窗，经常开窗换气，保持室内空气清鲜；少去公众场所，孕期要尽量避免去拥挤、热闹、人多的公共场所；生活有规律，不过度劳累，应保持每天睡眠在10小时左右；饮食要合理、多样化，不偏食，多食新鲜蔬菜、水果以及富含蛋白质的食物；适度锻炼。

五、产科医生的私房建议

孕妇穿衣有讲究

随着腹部的日渐隆起，以前的衣服穿起来已有些紧绷了，因此，孕妈妈有必要提前整理衣柜，列出所需的孕妈妈装清单。孕妈妈还要准备与衣服搭配的披肩和小饰物。当然，一次性地购进大量衣服是没有必要的。

⊸ **上衣**：宽松的T恤、圆领长袖运动衫都比较适合孕期穿着，分娩后仍旧能穿。

⊸ **裤子**：运动装的裤子既舒服又无约束，只需将裤腰的松紧带改为带子，就可适应变大的腰围。背带装非常适合孕妈妈日渐隆起的体形，腹部和胯部的设计宽松流畅，背带长度可自行调节，四肢伸展自如。

⊸ **乳罩**：孕妈妈在孕期乳房会变得很丰满，婴儿出生或断奶后，还易下垂。因此应佩戴具有托扶作用的乳罩，最好选择棉质产品，肩带要宽点，乳罩杯要深些。

⊸ **内裤**：可选择上口较低的迷你内裤或上口较高的大内裤。内裤要有足够的弹性，以适应不断变大的腹部。

⊸ **弹力袜**：弹力袜可消除疲劳、腿痒，防止脚踝肿胀和静脉曲张。若在孕期仍需坚持工作，其妙用更为明显。

⊸ **鞋类**：孕期应选购鞋跟较低、穿着舒适的便鞋。随着体形的改变，孕妈妈的身体重心也会发生转移，此时穿高跟鞋不仅难以保持身体平衡，而且会恶化体态，引起背部疼痛。到了孕晚期，足、踝等部位会出现水肿，这时可穿大一点的鞋子，鞋底要选防滑的。

游泳是比较不错的运动

孕中期是你进行游泳锻炼的最佳时间。国外研究发现，经常游泳的女性大多自然分娩。除了游泳，其他水中运动如水中健身操等，对孕期的你也颇有益处。因为水的浮力可以帮助你支撑体重，水的阻力还可以减少逐渐松弛的关节的损伤机会，减轻你的身体负担。同时，水的传导能力比空气良好，这样，你就不必担心在水中运动而导致体温过度升高的问题了。

孕期游泳要注意以下事项：

◎游泳池的水一定要干净合格，以免发生感染，不利于胎儿。

◎每次运动时间不宜超过半小时。运动量以活动时心跳每分钟不超过130次，运动后10分钟内能恢复到锻炼前的心率为限。

◎建议每周游泳1~2次，每次500米左右即可。

◎孕前不会游泳的孕妈妈，不宜在孕期去学习游泳。

◎阴道出血或者腹痛等先兆流产者不宜游泳。

◎为了安全起见，建议在咨询自己的妇产科医生后，再确定是否去游泳。

合理膳食，预防肥胖

虽然此时孕妈妈正处于胃口大开的阶段，但饮食上也不能过于放纵，尤其应注意从营养出发，在三餐的"质"上下工夫，保证各种营养素的平衡摄取，而不要因为有胃口就胡吃海喝。

在饮食方面，最好按以下的要求来做：

◎少食多餐，避免暴饮暴食，更不必为了孩子采取所谓的饭量"1+1"。

◎每日各种营养素的供给要均衡，保持适当的比例，既不要过多，也不可过少。

◎不能挑食和偏食，食物要多样化，否则容易造成母婴营养不良。

◎增加蔬菜、水果的摄入量，这样可以预防便秘的发生。

◎吃饭时要细嚼慢咽，这样有利于营养物质的吸收，也能有效控制食量。

通过按摩来应对妊娠纹

症状及原因

大部分孕妈妈乳头、乳晕、腹部正中等部位的皮肤颜色会加深，也有部分孕妈妈在怀孕4个月后脸上会长出黄褐斑或雀斑，还有蝴蝶形的蝴蝶斑。这些在怀孕期间长出的色斑被称为"妊娠斑"，主要分布在鼻梁、双颊、前额等部位。如果怀孕之前就有斑点，那么孕期无疑会加重。

妊娠斑是由于激素变化促进色素沉着而造成的，孕妈妈不必太过担心。正常情况下，产后3~6个月妊娠斑就会自然消失。

生活调理

注意防晒，尽量避免阳光直射，外出时记得带上帽子和遮阳伞，随时涂防晒霜。不要用碱性肥皂，以防皮肤干燥。保证充足的睡眠，精神愉快。

饮食调理

◎孕妈妈应多摄取含优质蛋白、维生素C、B族维生素丰富的食物。

◎多吃能直接或间接合成谷胱甘肽的食物，如西红柿、洋葱等。这些食品不仅可减少色素的合成和沉积，还可使沉着的色素减退或消失。

◎食用含硒丰富的食物，如蚕蛹、田鸡、鸡蛋白、动物肝肾、海产品、葡萄干等。硒是谷胱甘肽过氧化物酶的重要成分，不仅有预防和治疗黄褐斑的功能，还有抗癌作用。

◎多吃富含维生素C的食物，如鲜枣、柑橘、柠檬、绿色蔬菜等。维生素C能抑制皮肤内多巴醌的氧化作用，使深色氧化型色素还原成浅色氧化型色素。

◎常吃富含维生素B_6的食物，如圆白菜、花菜、海藻、豆类等。可减缓皮肤的衰老。

◎忌食姜、葱、红干椒等刺激性食物。

腿抽筋了怎么办

孕妈妈腿部抽筋常发生在孕中期，通常孕5个月的孕妈妈较常出现。抽筋的原因为孕妈妈子宫变大，下肢负担增加，下肢血液循环不良。寒冷也可能引起抽筋。

抽筋常发生在夜晚睡梦时分，这是由不当的睡眠姿势维持过久所致。若孕妈妈的钙元素或矿物质不足，或体内钙、磷比例不平衡，会使得体内电解质不平衡，也容易引起抽筋。

生活调理： 孕妈妈平时要注意适当休息，避免腿部过度疲劳，做好腿部保暖，可进行局部按摩、热敷。睡觉时最好采用左侧卧位，睡前把脚垫高，以维持血液回流较佳的状态，这样可预防腿部抽筋。当腿部抽筋发生时，可平躺将腿部伸直，脚跟抵住墙壁；也可以请人协助，一手按住孕妈妈的膝盖，另一手从腿肚往足部方向推，以拉直小腿；或是孕妈妈站立扶好，腿部伸直，脚跟着地。

饮食调理: 孕妈妈要保持营养均衡，多摄入高钙食物，如奶制品、豆制品、鸡蛋、海带、黑木耳、鱼虾等，同时补充一定量的钙制品。维生素D能调节钙磷代谢，促进钙吸收，孕妈妈除了服用维生素D片剂外，也可通过晒太阳的方式在体内合成维生素D。另外，适量补充镁元素也可改善抽筋症状。

为什么要吃"全食品"

"完整食品"即未经过细加工的食品或经过部分加工的食品，其所含营养尤其是微量元素更丰富，多吃这些食品可保证对孕妈妈和胎儿的营养供应。相反，经过细加工的精米精面，所含的微量元素和维生素多已大量流失。有的孕妈妈长期只吃精米精面，很少吃粗粮，这样容易造成孕妈妈和胎儿微量元素、维生素的缺乏。

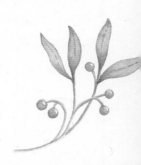

维生素C和维生素D不要补充过多

补充维生素C，有效提高免疫力

爱美的女性都知道这句口号——"多C多漂亮"，不过，维生素C对于孕妈妈的意义可不仅仅是带来漂亮那么简单。

维生素C的作用

◎维生素C是一种水溶性维生素，为人体所必需，由于它具有防治坏血病的功效，因而又被称为抗坏血酸。抗坏血酸对酶系统具有保护、调节、促进和催化的作用。

◎维生素C可以提高白细胞的吞噬能力，从而增强人体的免疫能力，有利于组织创伤更快愈合。

◎维生素C还能促进淋巴细胞的生成，提高机体对外来和恶变细胞的识别和灭杀。它还参与免疫球蛋白的合成，保护细胞，保护肝脏。

◎维生素C能保证细胞的完整性和代谢的正常进行，提高铁、钙和叶酸的利用率，促进铁的吸收，对改善缺铁性贫血有辅助作用，可加强脂肪和胆固醇的代谢，预防心血管和动脉硬化。

◎维生素C能促进牙齿和骨骼生长，防止牙龈出血，还能增强机体对外界环境的应激能力。

◎维生素C对胎儿骨骼和牙齿发育、造血系统的健全和机体抵抗力的增强有促进作用。

缺乏的危害

维生素 C 缺乏会影响胶原的合成，使创伤愈合延缓，毛细血管壁脆弱，引起不同程度的出血。如果孕妈妈体内严重缺乏维生素 C，可使孕妈妈患坏血病，还会引起胎膜早破，增加了新生儿的死亡率，且容易引起新生儿低体重、早产。

孕期每日摄取量

维生素 C 是人体需要量最多的一种维生素。成人每日供给 80~90 毫克就能够满足需要，孕妈妈在此基础上需要再增加 20~40 毫克，孕早期每日宜摄入 100 毫克，孕中期和孕晚期每日均为 130 毫克。

可以这样补充维生素C

人体自身不能合成维生素 C，必须从膳食中获取。维生素 C 主要存在于新鲜的蔬菜和水果中，水果中的酸枣、猕猴桃等含量最高；蔬菜以西红柿、辣椒、豆芽含量最高。蔬菜中的维生素 C 叶部比茎部含量高，新叶比老叶含量高，有光合作用的叶部含量最高。

维生素 C 是水溶性物质，易被氧化破坏，过热、遇碱性、长时间暴露在空气中都会破坏维生素 C，因此在烹调过程中，应尽量缩短洗煮时间，避免大火煎炒，以防维生素 C 流失。

补充维生素D，促进胎宝宝骨骼生长

维生素D的作用

◎维生素D是一种脂溶性维生素，它又被称为阳光维生素，这是因为人体皮肤只要适度接受太阳光照射便不会匮乏维生素D。

◎维生素D可以促进维生素A的吸收，预防更年期骨质疏松、钙元素流失，具有抗佝偻病的作用，故又被称为抗佝偻病维生素，是人体骨骼正常生长的必需营养素。

◎维生素D可以促进小肠对钙、磷的吸收，调节钙和磷的正常代谢，维持血液中钙和磷的正常浓度。

◎维生素D可以促进人体生长和骨骼钙化，促进牙齿健康。

◎维生素D可以维持血液中柠檬酸盐的正常水平，防止氨基酸通过肾脏流失。

可以这样补充维生素D

鱼肝油是维生素D的最佳来源。通常天然食物中维生素D含量较低，含脂肪量高的海鱼、动物肝脏、蛋黄、奶油等相对较多，瘦肉和奶中含量较少。

维生素D可通过晒太阳和使用富含维生素D的食物等途径来补充。孕妈妈最好每天进行1~2小时的户外活动，通过阳光照射增加维生素D。

因为季节或地域原因无法晒太阳的话，可以通过口服维生素D片剂来补充身体所需，但要谨遵医嘱，切勿过量服用，否则会出现中毒，其症状有食欲下降、呕吐、恶心、腹泻、腹痛等，且会使胎儿的大动脉及牙齿发育出现问题。

孕期每日摄取量

维生素D的推荐摄取量为孕早期每日5微克，孕中期和孕晚期每日10微克，孕期维生素D的最高摄取量为每日20微克。

缺乏的危害

缺乏维生素D时，孕妈妈有可能出现骨质软化。一旦出现骨质软化，骨盆是最先发病的部位，首先出现髋关节疼痛，然后蔓延到脊柱、胸骨、腿及其他部位，严重时会发生脊柱畸形，甚至还会出现骨盆畸形，影响孕妈妈的自然分娩。

孕妈妈缺乏维生素D还会导致婴儿骨骼钙化不良，影响牙齿的萌出，甚至会导致先天性佝偻病。

注意清淡，少盐

女性在怀孕期间吃过咸的食物，会导致体内钠潴留，易引起水肿和原发性高血压，因此孕妈妈不宜多吃盐。但是，一点儿盐都不吃对孕妈妈也没有益处，适当少吃盐才是正确的。

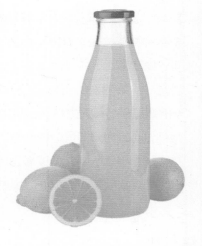

忌盐饮食是指每天摄入氯化钠不超过2克，而正常进食每天会带给人体8~15克氯化钠，其中1/3由主食提供，1/3来自烹调用盐，另外1/3来自其他食物。无咸味的提味品可以使孕妈妈逐渐习惯忌盐饮食，如新鲜西红柿汁、无盐醋渍小黄瓜、柠檬汁、醋、无盐芥末、香菜、大蒜、洋葱、葱、韭菜、丁香、香椿、肉豆蔻等，也可食用全脂或脱脂牛奶以及低钠酸奶、乳制甜奶。

妊娠合并糖尿病的孕期处理

症状及原因

妊娠合并糖尿病是指妊娠期间出现的糖尿病。糖尿病是由于体内负责糖代谢的胰岛素不足所造成的。孕妈妈要承担自身和胎儿两方面的糖代谢，对胰岛素的需求量也增加了。孕中晚期，胎盘分泌的胎盘生乳素、雌激素、孕激素和胎盘胰岛素酶等具有对抗胰岛素分泌的作用，并且随着怀孕月份的增加，孕妈妈对胰岛素的利用反而越来越高，这就导致胰岛素相对不足，产生糖代谢障碍。

因此，妊娠期糖尿病一般都发生在怀孕中晚期。糖尿病会造成糖代谢障碍以及人体广泛的血管病变，使血管壁变厚、变窄，导致人体重要脏器供血不足，从而引发妊娠高血压以及肾脏病、心血管病变以及中风等一系列严重后果。不管是在孕前还是孕后患糖尿病，对人体的危害都很大，必须高度重视。

饮食调理

患妊娠期糖尿病的孕妈妈，营养需求与正常孕妈妈相同，主要在于少食多餐，调整饮食结构，控制血糖。

膳食纤维可降低胆固醇量，建议逐渐提升到每天40克的摄取量。粗杂粮如麦面、荞麦面、燕麦片、玉米面等含有多种微量元素、B族维生素和膳食纤维，有延缓血糖升高的作用，可用玉米面、豆面、白面按2:2:1的比例做成三合面馒头、烙饼、面条长期食用，既有利于降糖降脂，又能减少饥饿感。可以适量食用牛奶、鸡蛋等低嘌呤食品。

少吃豆制品，豆制品吃多了会加重肾脏负担，诱发糖尿病、肾病。严格控制糖果、饼干、糕点、红薯、马铃薯、粉皮等高糖类食品的摄入。对主食也应有一定控制，劳动量轻时摄入量为每日200～250克。适当减少水果，尤其是高甜度水果的食用。

生活调理

在这告诉大家：患妊娠期糖尿病孕妈妈的运动应以不引起宫缩、孕妈妈心率正常为原则。

孕妈妈应在孕24~28周进行"糖筛"，以便及早发现妊娠期糖尿病开始治疗。大多数发现早的孕妈妈通过饮食控制就可以维持血糖在正常水平。为避免并发妊娠期糖尿病的风险，如果你有以下情形中的1种或1种以上，我们建议你在孕24~28周之间去医院做糖尿病筛查。

如果确诊为妊娠期糖尿病，且需要用胰岛素治疗者，无须恐惧，用于治疗妊娠期糖尿病的门冬胰岛素属于大分子蛋白，不能通过胎盘，不会给胎宝宝造成影响。

有糖尿病家族史。

孕期尿糖多次呈阳性。

年龄>30岁，体重>90千克。

复杂性外阴阴道假丝酵母菌病。

反复自然流产。

本次妊娠胎儿偏大或羊水过多。

六、心理学专家的心理辅导

应对孕期的工作压力

怀孕期间如果在办公室做一些简单的布置，就可以舒适地工作，每一点微小的变化都会给孕妈妈带来一天的好心情。

◎穿舒适的鞋。

◎可以选择大小合适的孕妈妈装：衣料的弹性比较大，方便坐下或站起。

◎把脚放舒服，可在办公桌底下放个鞋盒当作垫脚凳，并准备一双拖鞋，需要时换上。

◎向其他做过母亲的同事寻求帮助。

◎如果你的同事小心地照料你，你应愉快地接受。在你的人生旅途中，这是一个非常特殊的时期，所以不必感到害羞，坦然接受别人的帮助。

◎多喝水，在你的办公桌上准备一个大水杯，随时填满你的水杯。

◎如果想去洗手间，尽快去，别憋尿。

◎在计算机前工作的孕妈妈易受腕管综合征的影响，最好将桌椅调整得尽可能舒适。

◎避免危险的工作场所。

◎自我减压，如果工作压力太大，尝试一些办法去缓解，如深呼吸、舒展肢体、做简短的散步等。

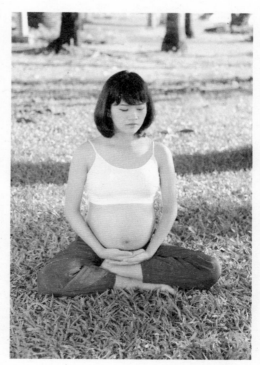

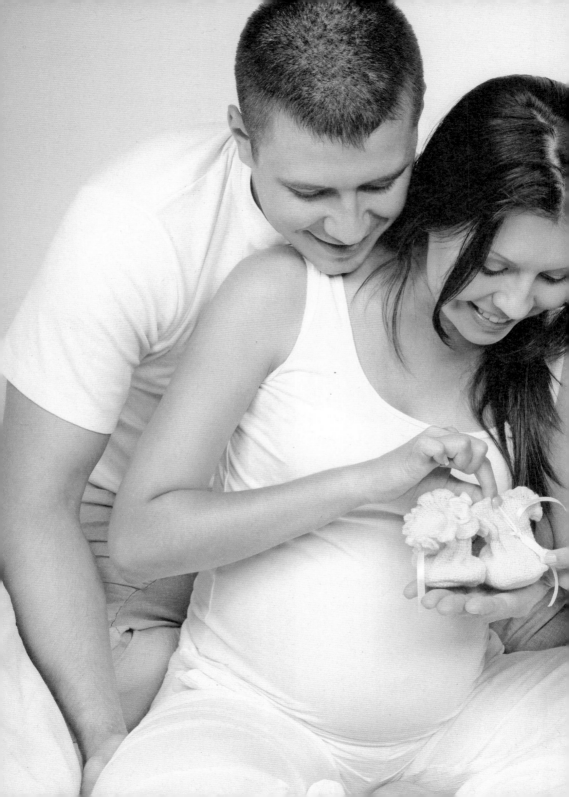

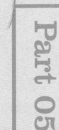

Part 05

孕晚期的检查
（28～36周）

妈妈已经大腹便便，行动不是那么利落了。

这也是宝宝的大脑发育又一个关键期，

所以妈妈要多吃有益大脑发育的食物，

让宝宝更聪明！

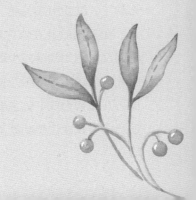

一、妇产科医生的自述

　　终于到孕晚期了，我们的孕育之路已经成功了一大半了，但是新的担心又来了，这个时候如果再出现什么异常情况可能压力更大。而且孕晚期我们身体方面的变化比较大，一些不适症状也更加明显，不仅考验我们的身体也在考验我们的心理。

　　这时候我们对于宝宝的监测通过自数胎动就基本可以掌握了，我在这十几年的临床工作中经常会遇到很多新手妈妈，在数胎动的时候掌握不到要领，有时候1小时记的胎动有四十几次，赶紧来医院就诊，结果什么事情也没有。

　　一般来说，在正餐后卧床或坐位计数，每日3次，每次1小时。每天将早、中、晚各1小时的胎动次数相加乘以4，就得出12小时的胎动次数。正常情况下，平均每小时胎动在3次以上，12小时胎动30次以上（最多能达百次），表明胎儿情况良好，少于20次意味着胎儿可能有宫内缺氧，少于10次说明胎儿有危险。如12小时胎动小于10次，或逐日下降50%而不能复原者，说明胎儿在宫内有异常，应立即到医院检查——连续胎动或在同一时间感到多处胎动，只能算一次胎动，等完全停止后，再接着计数。

　　据研究发现，观察胎动的变化规律及胎动的力度比胎动的次数更重要，有的孩子爱动，有的不爱动，如果一直是这样，就没有什么关系。但是如果30周以后，爱动的孩子哪天不怎么动了，或者不爱动的孩子突然动得很厉害，然后又不怎么动了，就要引起关注，赶紧去医院找妇产科医生看看。

　　胎动是胎儿在宫内安危的一个重要指标，通过胎动计数可以了解胎儿在宫内的情况。例如胎动减少就是胎儿宫内缺氧的一个重要信号，常见于胎盘功能减退、胎儿宫内缺氧，是胎儿宫内窘迫的重要信号。胎儿缺氧是导致胎死宫内、新生儿夭折、儿童智力低下的主要原因。胎动完全停止后，24~48小时内胎心也会消失。但是胎动过频往往是胎动消失的前驱症状，也应予以重视。

二、胎儿这个时期的发育　　　过程和发育指标

　　到第28周，胎宝宝重达1300克，长35厘米。他的眼睛既能睁开也能闭上，而且已形成了自己的睡眠周期。醒着时，他会自己嬉戏，会踢踢腿、伸懒腰，甚至会把自己的大拇指或其他手指放到嘴里去吸吮。大脑活动也非常活跃，大脑皮层表面开始出现一些特有的沟回，脑组织快速增殖。胎宝宝的小鼻子到现在已有了嗅觉。胎宝宝对子宫内的气味能够留下深刻的记忆。这个时期的胎宝宝活动会特别明显，有时候，孕妈妈休息时，胎儿的活动会让孕妈妈的肚皮表面像波浪一样动起来。不仅孕妈妈能够真实地感到胎宝宝的活动，有时连准爸爸也能通过抚摸孕妈妈的肚皮来和胎宝宝"对话"。

　　第29周，胎宝宝的体重已有1300多克，身长大于35厘米了。此时他还会睁开眼睛并把头转向从妈妈子宫壁外透射进来的光源。现在胎宝宝的皮下脂肪已初步形成，手指甲也已能看得很清楚了。从本周起，胎动会更加频繁，孕妈妈要学会数胎动，并通过记录胎动来判断体内胎儿的健康状况。如若发现异常，要及时告知医生，以便及时采取相应的应对措施。

第30周，胎宝宝已经约有1500克重了，小家伙在孕妈妈的腹中活动频繁。男胎宝宝的睾丸正在向阴囊下降，女胎宝宝的阴蒂已很明显。大脑的发育也非常迅速。大多数胎宝宝此时对声音有反应。皮下脂肪继续增长。

第31周，胎宝宝的肺部和消化系统已基本发育完成，身长增长趋缓而体重迅速增加。这周胎宝宝的眼睛时开时闭，他能够辨别明暗，甚至能跟踪光源。本周，随着胎儿身体各器官发育的完成，胎儿身长增长减慢而体重迅速增加，故胎儿在子宫内可活动的空间越来越小。与此同时，孕妈妈子宫撑大，挤压胃部，导致孕妈妈胃口又开始变差了。

第32周，如果胎宝宝营养充足、正常发育的话，那么到本周胎宝宝该有1600克，40厘米长了。全身的皮下脂肪更加丰富，皱纹减少，看起来更像一个婴儿了。你会发现胎动次数比原来少了，动作也减弱了，但只要胎动次数符合规律就问题不大。胎宝宝的肺和胃肠功能接近成熟，已具备呼吸能力，能分泌消化液。而且在本周，胎宝宝的小身体会倒过来，头朝下进入妈妈的骨盆。

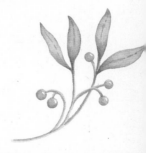

到第33周，胎宝宝体重大约2000克，身长为40多厘米。皮下脂肪较以前大为增加，皱纹减少，身体开始变得圆润。他的呼吸系统、消化系统发育已近成熟。有的已长出了一头胎发。指甲已长到指尖，但一般不会超过指尖。

进入了34周，胎宝宝的体重大约2300克。他已经做好出生的准备姿势，但此时姿势尚未完全固定，还有可能发生变化，需要密切关注。他的头骨现在还很柔软，而且每块头骨之间还留有空隙，这是为了在分娩时使头部能够顺利通过狭窄的产道。孕妈妈这时可以长舒一口气了，因为你不用再为宝宝早产而担心。经跟踪调研，在这个阶段出生的宝宝99%都很健康，而大多数都不会出现与早产相关的一些严重问题。

到第35周，胎宝宝越长越胖，变得圆滚滚的。皮下脂肪将在他出生后起到调节体温的作用。35周时，胎宝宝完全发育成形，身体比例就是一个新生儿。他的听力也已充分发育。如果在此时出生，他存活的可能性为99%。

第36周，胎宝宝大约已有3000克重，身长约45厘米。这周他的指甲又长长了，两个肾脏已经发育完全，肝脏已经能够处理一些废物。胎宝宝的表情丰富起来，他会打哈欠、揉鼻子，甚至挤眉弄眼。

三、孕妈妈这一阶段的重要检查

🐾 常规孕检项目

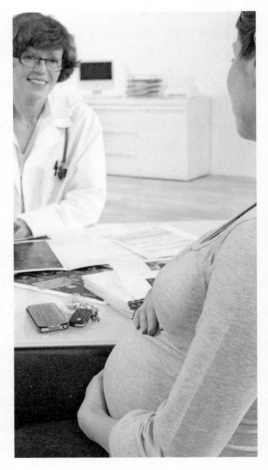

从28周开始，孕妈妈们就进入了孕晚期，这时的产检开始变得频繁起来。

孕28周~36周，每2周产检一次，时间通常在孕30周、32周、34周、36周。每次检查的常规项目没有明显的变化——测体重、宫高、腹围、心率、血压、胎心、定期测量血常规、尿常规等项目。

需要引起注意的是，孕28周后，孕妈妈体重每周增长约500克。如果连续数周不增，表明宝宝生长发育缓慢，可能是孕妈妈的不良饮食习惯造成的；如果体重增长过快，可能是孕妈妈存在糖尿病、妊娠高血压疾病或羊水急性增多等。孕晚期，医生会更加关注妊娠糖尿病、妊娠高血压及肾脏的功能是否正常，他们会建议孕妈妈如果有下列症状一定要去医院：出血、疼痛、破水、胎动减少以及发热。

医生还会向孕妈妈介绍宫缩的情形，让孕妈妈了解宫缩，以在必要的情况下看医生——宫缩是肚子感到紧张、变硬，痛感就像来月经。孕晚期的宫缩疼痛一般在可承受的范围内，若宫缩持续而频繁，痛感强烈，那孕妈妈就要警觉，观察是否出现临产征兆，这点在后面我们会有详细的讲解。

通常在36周左右，医生还会检查胎宝宝的体位，检查骨盆各径线有无异常，根据胎宝宝的大小和骨盆径线确定分娩方式。

实验室检查：实验室检查包括血常规、尿常规、肝肾功能、查尿中E值或E/c比值、血HPL 测定、有关凝血功能检查等。

产科检查：腹部检查包括测量腹围和宫高、检查胎位和胎心、了解胎头是否入骨盆、估计胎儿大小等。通过骨盆测量了解骨盆的大小，以便准确估计能否自然分娩，是否需要剖宫产，以便医生和孕妈妈都能心中有数。

借助阴道检查了解产道有无异常。通过肛门检查，了解骨盆有无异常，包括坐骨棘、尾骨等。

胎心监护很重要

在怀孕32周后孕妈妈每周去医院产检时，都要进行胎心监护。胎心监护是指用胎心监护仪连续20~30分钟检测胎儿的心率，同时让孕妈妈记录胎动，观察这段时间内胎心率情况和胎动以后胎心率的变化。医生据此来了解胎儿宫内是否缺氧和胎盘的功能。

胎心监护是通过绑在孕妈妈身上的两个探头进行的，一个绑在子宫顶端，是压力感受器，其主要作用是了解有无宫缩及宫缩强度；另一个放置在胎儿的胸部或背部，进行胎心的测量。仪器的屏幕上有胎心和宫缩的相应图形显示，孕妈妈可以清楚地看到自己宝宝的心跳变化图形。另外还有一个按钮，当孕妈妈感觉到胎动时可以按压此按钮，机器会自动将胎动记录下来。胎心监护仪将胎心的每个心动周期计算出来的心跳数，依次描记在图纸上以显示胎心基线变化。在一定范围内，胎心基线变化表示胎心中枢N植物神经调和和心脏传导功能建立，胎心有一定的储备了。

胎心监护仪上主要有两条线，上面一条是胎心率，正常情况下波动在110~160次/分，一般表现为基础心率线，多为一条波形曲线，出现胎动时心率会上升，出现一个向上突起的曲线，胎动结束后会慢慢下降。

胎动计数＞30次/12小时为正常，胎动计数＜10次/12小时提示胎儿缺氧。下面一条表示宫内压力，在宫缩时会增高，随后会保持20mmHg左右。

温馨提示：

孕妈妈可以选取一个自己最舒适的姿势，比如半卧或是侧躺位，胎心监护进行 20 分钟。如果 20 分钟内胎动次数超过 3 次，每次胎动时胎心加速超过 15 次 / 分钟，并且没有太过频繁的宫缩出现，那么我们认为这是一个正常的结果，说明胎儿在子宫内非常健康。医生会根据胎心监护的情况来进行评分，8~10 分为正常，7 分以下为异常。

在做监护 30 分钟至 1 小时前吃一些食物。胎心监护最好选择一天中胎动最为频繁的时间进行，避免不必要的重复。选择一个舒服的姿势进行监护，避免平卧位。如果做监护的过程中胎儿不愿意动，他极有可能是睡着了，可以轻轻摇晃腹部把他叫醒。如果胎心监护的效果让人不是非常满意，那么监护要持续地做下去，做 40 分钟或者 1 小时是非常有可能的，请孕妈妈不要太过着急。

另外，胎心监护只能在特定时段监测而不能按照需要检测，所以还需要孕妈妈养成每天自行检测胎动的习惯。

B超检查和心电图

　　B型超声波检查可以帮助了解胎位，了解胎儿发育是否正常。

　　孕32~36周，医生会要求孕妈妈再做一次B超检查、这次的B超检查结果主要用于估计胎儿有多大、有多高、观察羊水多少和胎盘的功能以及宝宝有没有脐带绕颈。如果有羊水过少、胎盘钙化、胎儿脐带绕颈现象，须结合临床再考虑是否继续妊娠。另外，胎儿的体位也关系到能否顺利分娩。9个月的大多数胎儿此时在B超图中，都是头部朝下、脸部朝向孕妈妈的脊柱、背部朝外。在前面的章节已经讲解了胎位的名称，下面将介绍几种常见的胎位类型。

顶先露有6种胎位：

左枕前（LOA）

左枕横（LOT）

左枕后（LOP）

右枕前（ROA）

右枕横（ROT）

右枕后（ROP）

臀先露有6种胎位：

左骶前（LSA）

左骶横（LST）

左骶后（LSP）

右骶前（RSA）

右骶横（RST）

右骶后（RSP）

心电图

孕31~33周是整个孕期心脏压力最大的时候，孕妈妈进入临盆状态的时候心脏压力也很大，所以这时的心电图是判断心脏能否承受生产压力的主要依据。

心电图（ECG）值是心脏在整个心动周期中，由起搏点、心房、心室相继兴奋，伴随着心电图生物电的变化，通过心电描记器从体表引出多种形式的电位变化的图形。心电图是心脏兴奋的发生、传播及恢复过程的客观指标。

做心电图需要注意些什么？

①不要在空腹做心电图，以免出现低血糖或心跳加速，这样会影响心电图的结果。

②不要在匆匆忙忙的状态下去做心电图，检查前最好先休息一会儿，等平静下来再检查。

③做检查时既不要紧张，也不要说话，否则会产生干扰现象，影响心电图的清晰度。

④做心电图时，最好穿一些容易穿脱的衣服（特别是在冬季）。

⑤如果身上有手机、手表，最好取下来放在一边，以免对心电图产生干扰。

⑥心脏病患者做心电图时，最好带上前一次的心电图报告，供医生参考。

👣 其他检查

血清游离雌三醇

测定孕妈妈血清游离雌三醇，是判断胎盘功能、预测胎儿状态及监护胎儿安全的一种比较可信的方法。测定妊娠期孕妈妈血或尿中的雌三醇，能反映胎儿及胎盘单位功能的变化。

①血清游离雌三醇的含量随着妊娠期进展而不断增加，直到分娩前稍降，当血清游离雌三醇下降并同时伴有雌二醇升高时，提示胎盘功能不良，常预示早产。

②连续监测孕妈妈血清游离雌三醇，可用于高危妊娠的监护，如果血清游离三醇含量持续下降，提示胎盘功能严重不良，常出现宫内胎儿生长迟缓、先兆子痫、胎儿先天畸形、葡萄胎、宫内死胎等。

③孕妈妈血清游离雌三醇升高，可见于多胎妊娠、糖尿病合并妊娠胎儿先天性肾上腺皮质功能亢进症等。

人胎盘催乳素

人胎盘催乳素可缩写为HPL，它来源于胎盘合体细胞，是一种不含糖分子的单链多肽类激素。正常孕妈妈在初孕5周左右可以在血液中检测出HPL，随着妊娠的进行，其水平逐渐升高，孕15~30周时迅速升高，到第34周时达到高峰，之后一直维持在此水平上直到分娩。孕妈妈产后血中的HPL水平会迅速下降，产后7小时就不能检测出来。HPL有促进母体的垂体及性腺功能的作用，它的主要生理功能是促进乳腺发育，对卵巢有促黄体生成的作用。孕妈妈妊娠时，血中的HPL浓度相对增高，母体血中的HPL水平与胎盘发育密切相关，因此在产前诊断时，测定孕妈妈血中的HPL能用于判断胎盘的功能、确定分娩的时间选择，此外对重度妊娠高血压征和胎儿宫内发育迟缓也有一定诊断价值。

四、应对异常情况的方法

如何纠正胎位不正

　　从本月起，孕期检查时医生会格外关注胎儿的位置，胎位是否正常直接关系到孕妈妈是否能正常分娩。

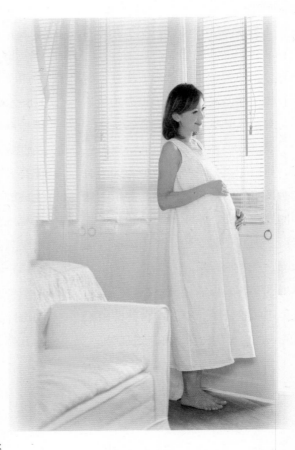

　　羊水中的胎儿，由于头比身体重，所以胎儿呈头下臀上的姿势。正常的胎位是胎头俯曲、枕骨在前，叫枕前位；胎儿横卧在宫腔，称横位；臀在下方，坐在宫腔里，叫臀位。横位和臀位，都是胎位不正。即使胎头向下，但胎头由俯曲变为仰伸或枕骨在后方，也是胎位不正。在孕7个月前胎位不正，只要加强观察便可。因为宫内羊水较多，胎儿有活动余地，会自行纠正胎位。

　　但过了36周后，大多数胎儿会因头部较重而自然头朝下进入骨盆就位，此时胎儿的体位就固定了。如果此时仍是臀位的，臀位自然分娩的可能性较小，所以最好在36周之前调整好胎位，可在医生指导下采取自疗方法试行转胎。

矫正胎位异常的艾灸法：用艾条温灸至阴穴（位于足小指指甲外侧，脚指甲后跟部附近，左右各一），每日早晚各1次，每次20分钟。灸时放松裤带，腹部宜放松。点燃艾条后，将火端靠近足小指，指甲外侧角处（穴位），保持不被烫伤的温热感，或用手指甲掐压至阴穴，也可用生姜捣烂敷至阴穴来替代艾灸法。

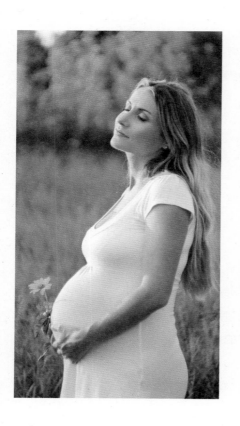

自疗要点：胎位不正的孕妈妈不宜久坐久卧，要增加诸如散步、揉腹、转腰等轻柔的活动。保持大便通畅，最好每日都排便。

矫正胎位异常的饮食调理：忌寒凉性及胀气性食品，如螺蛳、蛏子、山芋、豆类、奶类、糖（过多）。

孕晚期腰背疼痛如何调节

随着妊娠月份的增加，孕妈妈的腹部逐渐突出，使身体的重心向前移。为了保持身体的平衡，在站立和行走时常采用双腿分开、上身后仰的姿势。这就使背部及腰部的肌肉常处在紧张的状态。此外，孕期脊柱、骨关节的韧带松弛，增大的子宫对腰部神经的压迫，也是造成腰背疼痛的原因。

为了预防和减轻腰背疼痛，应在孕早期就坚持做散步等适当运动，以加强腰背部的柔韧度。另外，还要注意保暖，睡硬床垫，穿轻便的低跟软鞋行走，还可对局部进行按摩；还应注意避免拿重的东西。另外，长时间保持某一姿势，或腰背部受凉，这些均会加重疼痛。

如何避免孕晚期便秘

怀孕后半期，由于渐长的胎儿压迫肠胃消化道，造成肠子的蠕动减慢，加上安胎卧床休息，缺乏运动，所以更容易发生便秘，但便秘是可以预防的，具体方法有：

①养成每天固定时间上厕所的习惯。

②保持愉快的心情。

③摄取足够的水分。

④采用高纤维饮食（指每日粗纤维13克）。

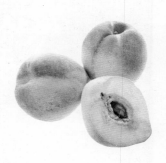

避免便秘的饮食：

①奶类及其制品：各式奶类及其制品。

②肉类、蛋类、油脂类：皆可。

③豆类：未加工的豆类，如黄豆及其制品，绿豆、红豆等。

④蔬菜类：粗纤维多的蔬菜，如竹笋、芹菜等；蔬菜的梗、茎。

⑤水果类：未过滤的果汁；含高纤维的水果，如梨、哈密瓜、桃子、苹果、枣子、黑枣等。

⑥五谷类：全谷类及其制品，如米糠、糙米、麦麸、燕麦、玉米等。

孕妇尿路感染怎么办

因为女性的尿道比较宽而且直，长度却仅有4厘米，开口又紧邻阴道口和肛门，这些地方经常有分泌物和排泄物，很容易污染尿道，细菌容易沿着尿道上行而引起感染。

怀孕后输尿管会增长增粗，又因受孕激素的影响，管壁的平滑肌松弛，蠕动减少减弱。到孕晚期，膨大的子宫压迫膀胱和输尿管，这些都会造成尿流不畅和尿潴留。潴留的尿液不仅对泌尿道的黏膜有刺激，而且还容易使细菌孳生。妊娠后尿液中的葡萄糖、氨基酸等营养物质增多，这又是细菌繁殖的有利条件。

以上这些原因，使孕晚期的妇女很容易发生泌尿系感染。而在孕期如能针对这些因素采取一些措施，就能减少和防止在孕晚期发生泌尿系感染。要特别注意保持外阴部的清洁，睡觉时应采取侧卧位，以减轻对输尿管的压迫，使尿流通畅。另外，加强营养，增强体质也很重要。

发生了泌尿系感染后应遵医嘱，积极治疗。若治疗不及时、不彻底，常可使病情加重或造成迁延不愈。

孕晚期小腹痛怎么回事

孕晚期时，随着胎儿不断长大，准妈妈的腹部以及全身负担也逐渐增加，再加之接近临产，出现腹痛的次数会比孕中期明显增加。

生理性腹痛

随着宝宝长大，准妈妈的子宫也在逐渐增大。增大的子宫不断刺激肋骨下缘，可引起准妈妈肋骨钝痛。一般来讲，这属于生理性的，不需要特殊治疗，左侧卧位有利于疼痛缓解。

在孕晚期，准妈妈夜间休息时，有时会因假宫缩而出现下腹阵痛，通常持续仅数秒，间歇时间长达数小时，不伴下坠感，白天症状即可缓解。

病理性腹痛

胎盘早剥: 多发生在孕晚期,准妈妈可能有妊娠高血压综合征、慢性高血压病、腹部外伤。下腹部撕裂样疼痛是典型症状,多伴有阴道流血。腹痛的程度受早剥面积的大小、血量多少以及子宫内部压力的高低和子宫肌层是否破损等综合因素的影响,严重者腹痛难忍、腹部变硬、胎动消失甚至休克等。所以在孕晚期,患有高血压的准妈妈或腹部受到外伤时,应及时到医院就诊,以防出现意外。如果准妈妈忽然感到下腹持续剧痛,有可能是早产或子宫先兆破裂。应及时到医院就诊,切不可拖延时间。

孕晚期为什么会感到胃灼痛

孕晚期,孕妈妈虽然摆脱了恼人的早孕反应,胃口好了,吃东西也香了。但是每餐吃完之后,总觉得胃部麻乱,有烧灼感,有时烧灼感逐渐加重而成为烧灼痛,尤其在晚上,胃灼热很难受,甚至影响睡眠。这种胃灼热通常在妊娠后期出现,分娩后消失。

孕晚期胃灼热的主要原因是内分泌发生变化,胃酸返流,刺激食管下段的痛觉感受器引起灼热感。此外,妊娠时巨大的子宫、胎儿对胃有较大的压力,胃排空速度减慢,胃液在胃内滞留时间较长,也容易使胃酸反流到食管下段。

为了缓解和预防胃灼热,你在日常饮食中应避免过饱,少食用高脂肪食物等,不要吃口味重或油煎的食品,这些都会加重胃的负担。临睡前喝一杯热牛奶,也有很好的效果。睡觉时还可多用几个枕头。未经医生同意不要服用治疗消化不良的药物。

孕晚期尿频怎么办

尿频是孕晚期妇女的共同症状，是由于子宫增大或胎头入盆后压迫膀胱所致，如不伴有尿痛及烧灼感即不必担心。若是尿频、尿痛甚至有血尿，有可能是泌尿系统感染，如尿道炎、膀胱炎等，应及时就医，以免延误治疗时机。

孕妇早产有什么症状

重视产前监护：产前监护是一项常用的预防早产的有效方法。实践表明，寻求产前监护越早，次数越多，比晚去或少去的孕妈妈发生早产的越少。在我国，孕妈妈的产前监护开展得较为顺利，但农村特别是偏远地区的这项工作仍不理想，因而农村孕妈妈早产发生率远大于城镇孕妈妈。

形成良好的生活方式：研究表明，妊娠期吸烟、喝酒和吸服可卡因等不良行为，不仅可致低体重儿，还可增加早产的发生。因此，孕妈妈要戒除上述不良行为，保障胎儿的正常发育。

积极防治感染：生殖道感染是早产发生的主要因素之一。因为生殖道感染中，细菌及其产生的毒素可侵入绒毛膜羊膜，进而刺激蜕膜细胞产生细胞毒素和前列腺素，引起早产。

增强孕期营养保健：贫血和营养不良可致胎儿生长受限，与低体重儿的发生和引起早产有极大的关系。另外，患有贫血的孕妈妈早产发生率亦偏高，这些都提醒人们要注意孕期的营养保健。城镇孕妈妈重点是增加维生素和矿物质的补充，农村孕妈妈重点是热量和蛋白质的补充。

五、产科医生的私房建议

你选对食用油了吗

亚油酸几乎存在于所有植物油中，而亚麻酸仅存于大豆油、亚麻子油、核桃油等少数的油种中。其中，核桃油不但含有亚麻酸和磷脂，且富含维生素E和叶酸，孕期和哺乳期妈妈不妨多吃一些。

此外，孕妈妈还可以选择以深海鱼为原料提炼而成的鱼油。用坚果当加餐，坚果脂类含量丰富，可以作为不喜欢吃鱼的孕妈妈的一种营养补充剂。做菜时多选用植物油，如大豆油、菜子油、橄榄油等，这些植物油是不饱和脂肪酸的良好来源，但仍要控制用量。

胆碱可以从很多食物中获得

对于孕妈妈来说，胆碱的摄入量是否充足，会直接影响到胎宝宝的大脑发育。据研究发现，从孕25周开始，主管人们记忆的海马体开始发育，并一直持续到宝宝4岁。如果在海马体发育初期，孕妈妈胆碱缺乏，会导致胎宝宝的神经细胞凋亡，新生脑细胞减少，进而影响到大脑发育。尽管人体可以合成胆碱，但由于女性在孕期、哺乳期对胆碱的需求量会增加，所以，专家建议孕妈妈注意适当摄取含胆碱的食物，进行额外补充。

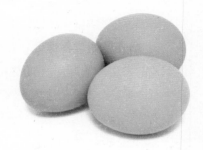

胆碱的最佳食物来源是：动物肝脏、鸡蛋、红肉、奶制品、豆制品、花生、柑橘、马铃薯等。

孕妇宜少吃荔枝，不能吃马齿苋

荔枝富含糖、蛋白质、脂肪、钙、磷、铁及多种维生素等营养成分。夏日食荔枝能消暑生津，其壳煎水代茶可消食化滞。

孕妈妈吃荔枝每次以100～200克为宜，如果大量食用可引起高血糖。血糖浓度过高，会导致糖代谢紊乱，使糖从肾脏排出而出现糖尿。虽说高血糖可在2小时内恢复正常（正常人空腹血糖浓度为80～120毫克/100毫升），但是，反复多量吃荔枝可使血糖浓度持续增高，这样就会导致胎儿巨大，容易并发难产、滞产、死产、产后出血及感染等。所以，孕妈妈千万别因一时贪吃造成高血糖。

马齿苋性寒凉而滑腻，对子宫有明显的兴奋作用，易引起宫缩，造成早产。因为马齿苋常作为凉拌菜使用，因此爱吃凉拌菜的孕妈妈要多加留心。

纪念一下大肚婆的自己

选择风和日丽的日子，让准爸爸陪你去拍摄一套"大肚婆"的纪念照吧，和你的婚纱照一样，这将成为最美丽的纪念。将来还可以拿给宝宝看，告诉他，妈妈当年怀他的时候是多么辛苦、多么幸福！

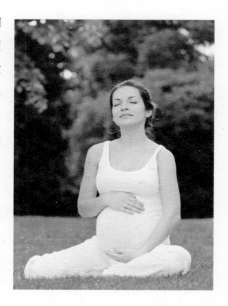

拍照最好要提前预约，并且跟影楼协商好了，在自己拍摄的阶段没有其他的顾客，不然要等很久，体力上支撑不住。

在孕25～30周间拍照最好，太早了肚子还不太明显，太晚了肚形就不好看了。

拍摄环境可以选择在自己家里，这样就能避免出门的麻烦了。也可以选择行人较少、拍摄环境条件很好的户外。

外出拍摄时最好带上自己的安全化妆用品，避免使用影楼的化妆用品。如果自己有好看的孕妈妈服可以带1~2套，影楼提供的大同小异，没有特点。

休产假时，这些问题也得考虑到

到36周，不少职场孕妈妈着手休产假了，不过，在决定休产假前，下列事情要考虑并做好：

确认工作代理人。在列出工作明细表后，与主管领导沟通，及早确定工作代理人。由于职务和职位的不同，你的工作代理人可能是一个人，也可能是分给不同的人负责不同的工作项目。

交接工作。与工作代理人交接工作是一个很重要的环节。在产假前，让代理人了解你工作的脉络与流程，并提前进入工作状态，万一你出现早产症状，可轻松离开。同时，让代理人同与工作有密切联系的同事熟悉，并告知同事，代理人将在产假期间接替你的工作。这样你可以轻松应对早产状况。产假期间与公司保持联系。在产假期中可以与代理人通电话，关心一下他的工作状态，虽然有时会比较麻烦，但不吝啬这点时间与耐心，才是以后在职场生存的长久之道。

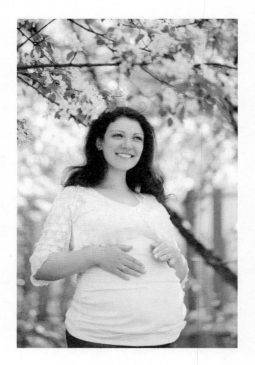

假期结束前的准备工作。当你还沉浸在与宝贝快乐相处的产假时，会突然发现产假要结束了，所以假期结束前的一两周妈妈要收心了！你可以与同事，尤其是工作代理人聊聊工作进展的程度，现阶段有哪些工作是迫在眉睫；也可以拿出那张工作明细表，让代理人详细说明每件工作的最新状况。这样，你一回到公司就可以迅速找回原来的感觉！

找月嫂要提前预订

一名月嫂选择得好与不好，直接关系到宝宝和你的身心健康，因此月嫂应当具备的条件十分重要。总的来讲，月嫂必须身体健康，要有爱心、耐心，有产后护理技能和带宝宝的经验，同时还要有一定知识水平和接受新知识的能力。因此，要提前预定一名称心的月嫂。

挑选月嫂，应考虑以下几点：

来自正规家政公司，接受过专业知识、技能培训的月嫂。要记得验看家政公司的营业资格，以及月嫂的身份证、健康证、从业经验、照片等证件。并索要月嫂的身份证复印件。

可通过打听口碑如何，看是否曾带过月子里的宝宝，是否有育儿经验，看生活习惯是否科学，最重要的是是否讲究个人卫生。

签订合同要写清服务的具体内容，收费标准，违约或事故责任等；付费时要索要正式发票。

选择适合自己的月嫂。25~40岁的月嫂一般较成熟稳重，工作经验较丰富。40岁以上年龄段的月嫂，大多具有相当多的工作经验及人生经历，富有耐心。那些接受过专业训练、年龄在40~50岁的"奶奶型"月嫂对一般家庭较为适合。因为他们具有丰富的育儿经验，不仅对宝宝的常见病能够及时发现，而且对产妇的心理和生理也能够进行有效调节，而且年轻夫妇可以随时向"奶奶型"月嫂学习育儿知识，并可培养宝宝与隔代人之间的亲情。

在雇用月嫂之前，应该把自己的要求尽量讲清楚，并对月嫂的秉性性格进行初步了解，避免请到不合适的月嫂。

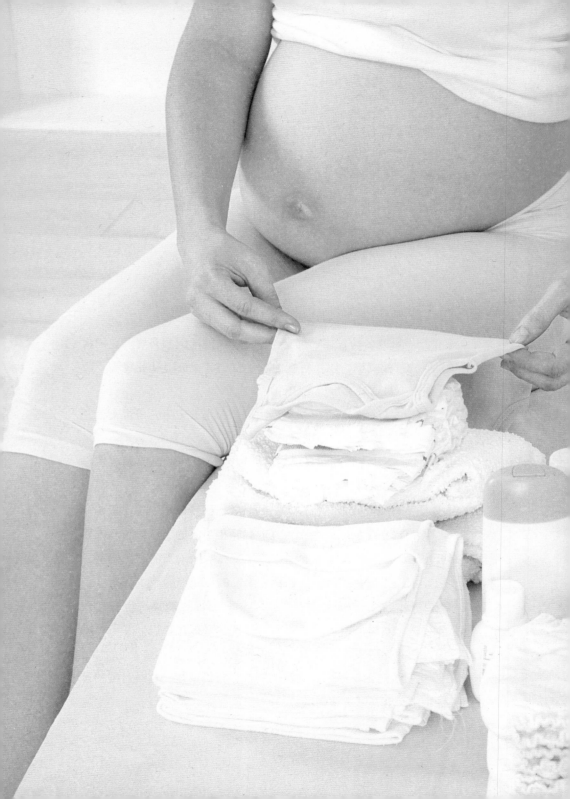

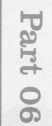

Part 06
恭喜你宝宝要
出生了（37～40周）

妈妈身体变得越来越笨重，

宝宝的小拳头越来越有力。

坚持，坚持……

妈妈知道：宝宝，你快和妈妈见面了！

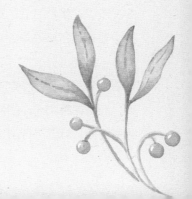

一、妇产科医生的自述

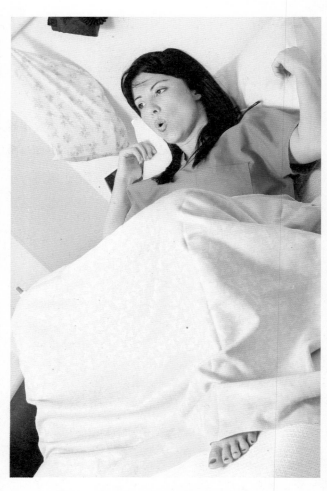

终于等到孕足月了，我们不用担心流产、早产的问题了，但新的问题又出现了：不知道自己什么时候会临产、生产？去早了觉得住在医院无聊、紧张；去晚了又怕有什么不测。其实不用太担心，如果是第一胎，一般都会出现临产症状预示分娩即将开始，如果出现先兆临产，孕妈妈就要准备到医院分娩了。

因为我自己一直都是崇尚自然的人，我也始终坚信很多原始的、自然的东西之所以存在是有它一定道理的。所以在生产方式的选择上，我建议孕妈妈最好选择顺产（即阴道分娩）。我不是强求每一个人都要阴道分娩，而是在医学允许的情况下尽可能的选择阴道分娩。如果存在不能阴道分娩的一些因素的话，就要进行剖宫产。

二、胎儿这个时期的发育 过程和发育指标

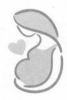

　　第37周，此时的胎宝宝正以每天20~30克的速度继续增长体重，他现在的重量大约为3000克，身长逐渐接近50厘米。到这周末，胎宝宝就可以称为"足月儿"了（37~40周的新生儿称为足月儿）。

　　第38周，胎宝宝已经完全发育好了，具备了在母体外独立生存的能力，随时都会健康出生。此时的胎宝宝体重可能有3200克，身长也有50厘米左右了。胎头在孕妈妈的骨盆内摇摆，但因为周围有骨盆的骨架保护，胎宝宝还是很安全的。他身上原来覆盖着的一层细细的绒毛和大部分白色的胎脂逐渐脱落，这些物质及其他分泌物也被胎宝宝随着羊水一起吞进肚子里，贮存在他的肠道中，变成了墨绿色的胎便，在他出生后的一两天内排出体外。

　　第39周，胎宝宝随时都有可能来跟妈妈见面，此时他的体重应该有3200~3400克。一般情况下男孩比女孩略重一些。胎宝宝的皮下脂肪现在还在继续增长，身体各部分器官已经发育完全，其中肺部将是最后一个成熟的器官。

　　第40周，此时的胎宝宝已经做好了出生准备的姿势，马上可以降临人间了！大多数胎宝宝都会在这一周诞生，但提前3周或者推迟2周生产都是正常的。如果推迟1周还没生产医生就会建议住院采取催产措施了，否则胎宝宝就会有危险。

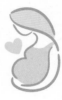

三、孕妈妈这一阶段的重要检查

本月，孕妈妈要每周做一次产前检查，让医生进行胎心监护、B超检查，了解羊水以及胎儿在子宫内的状况。临产前，准妈妈还要做一次全面的检查，了解有关生产的知识，为宝宝的顺利到来做好"铺垫"。

常规孕检项目

常规项目没有明显的变化——测体重、宫高、腹围、心率、血压、尿常规等项目。

胎心监护和胎动计数

通过计算胎动，孕妈妈可以进行自我监护，从而关注胎儿的健康状况。具体方法见第四章。

借助仪器记录下瞬间的胎儿心率的变化，这是了解胎动、宫缩时胎心反应的依据，同时可以推测出宫内胎儿有无缺氧。

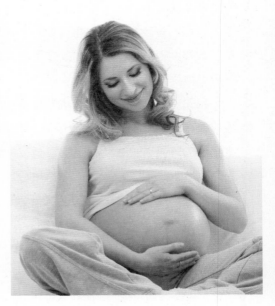

B超、心电图和胎位检查

B超

第37~38周，B超检查的目的是监测羊水量、胎盘位置、胎盘成熟度及胎儿有无畸形，了解胎儿发育与孕周是否相符，这次B超将为确定生产的方式提供可靠的依据。

心电图

同前一章一样，这时的心电图是判断心脏能否承受生产压力的主要依据。

胎位检查

确认胎位是临产前很重要的一项检查，医生会告诉你胎儿是头位（头先露）、臀位（臀先露），或属于其他异常胎位。这是确定准妈妈自然分娩还是手术助产的重要依据。

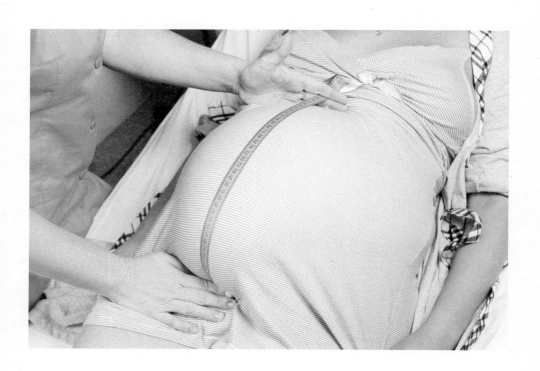

产前检查：肛检和阴道检查

分娩过程的进展常常具有一定的规律性。判断产程的进展是否正常主要靠的是观察待产妇子宫颈口的进行性开大以及胎儿先露部分进行下降的情况，这两方面的检查则必须通过肛门检查或阴道检查才能进一步明确。肛门检查方便一些，因不是直接触到胎头及宫颈，因此它的清楚程度比阴道检查要差，又因为是隔着直肠去检查，一般不会引起感染。阴道检查要求必须在严格消毒下才能进行，否则可引起感染，尤其是胎膜早破的患者，但阴道检查可以清楚了解子宫颈开大的程度，比如宫颈位置、软硬度、胎头的位置，胎头有无变形及盆骨的关系到底正确与否。因此，在第一产程中，医务人员一般会每2小时做一次肛门检查或阴道检查，如果进展不好，即宫口仍不断开大而胎儿先露部分不下降，或者先露下降满意但宫颈不开大，或者二者都没有进展，则表明产程进展出现问题，医生会根据情况及时处理。临产时，每一位产妇都要与医务人员配合做好这一项检查。

血HCG检查

提供了静脉血、指血之后，准妈妈还得取一点耳血，以检测其体内激素水平是否在正常范围内，从而间接地了解胎盘功能是否正常。

一般性常规检查和临产检查

孕妈妈正式临产、见红或者虽未正式临产，但胎膜已破，均须及时到医院待产。住院后医生都会对产妇做全面全方位的检查。

医护人员定时观察产妇的血压、脉搏、体温的变化，检查宫缩的周期、持续时间以及强度等。

如何监测胎心

　　胎心反映胎儿在宫内的状态，当各种原因引起胎儿缺氧时，很敏感的胎心就会出现变化。临产时要了解胎心的情况，医生习惯用胎心听诊器听诊。第一产程一般每隔1小时听一次，第二产程每隔5~10分钟听一次。随着科学技术的发展，胎心监护仪逐步得到普及，目前许多医院都已使用。胎心监护仪是利用胎心探头，固定于产妇腹部听胎心最清楚的部位，连续地记录胎心信号，并记录在胎心监测的图纸上，因此可以较长时间连续了解胎心变化，同时还可以记录子宫收缩的情况，并了解胎心与宫缩变化的关系，因此使用胎心监护仪器监测胎心和宫缩的变化是非常好的一项监护措施。

如何观察羊水量的变化

　　多数产妇都是在胎膜破裂后羊水流出。羊水的性状、多少与胎心变化同样重要，也是能很好地反映胎儿在宫内状况的重要因素。正常的羊水是半透明的乳白色，内含有白色的脂肪，还有胎儿的毳毛以及胎儿脱落的鳞状上皮细胞液体。正常头位分娩的胎儿，在产程中是不应该有胎粪排出的，只有在胎儿缺氧的情况下，胎粪才排出。因此，当我们看到羊水变黄、变绿时，往往表明胎儿可能有缺氧的情况存在了。因此，临产时有破水后除了观察胎心的情况，医生还会密切观察羊水的变化。

宫颈检查指标

对于孕41周无产兆的孕妇，有经验的医生可以通过宫颈指诊来评估宫颈成熟度（指子宫颈的柔软度和子宫外口的扩张度），进而考虑是否早一点接受催生处理（利用催产素诱发产痛，进而将胎儿分娩出）。

> **注意事项：** 在决定催生之前，必须接受密切的产前检查及胎儿监测，同时在催生的过程中也常会因急性胎儿窘迫而施行急诊剖宫产手术。同时，在整个催生的过程中，一般会予以相关的胎心监护，以便及时发现胎儿窘迫的现象，并及时予以恰当的处理，所以孕妈妈们不用太担心。配合医生，尽可能的试产成功。

相关链接

产程是指从临产开始到胎儿分娩出，直至胎盘、胎膜分娩出的过程。一般总产程分为3个阶段：第一产程是从子宫收缩开始，子宫颈口逐渐从未开到开大至10厘米。初产妇要10~12小时，经产妇要快得多；第二产程是从子宫颈口开大10厘米到胎儿分娩出，初产妇在1~2小时内完成，经产妇则较快；第三产程是胎儿娩出到胎膜、胎盘完全排出，一般数分钟到10分钟可完成。特别需要说明的是：总的产程≥24小时称为滞产，第一产程多在10小时内结束，第二产程也不应超过2小时，第三产程不应超过30分钟，否则都属于异常情况，应该加以干涉，促进产程的进展（备注：以上为旧产程的标准）。

分娩方式包括自然分娩和剖宫产。能否进行自然分娩取决于以下4个要素：产道是否狭窄和畸形；胎儿的大小及胎位是否适合；产力如何；孕妈妈是否做好充分准备。这4个方面相互配合，发挥协同作用，分娩才会顺利成功。分娩虽然是生理现象，但分娩对孕妈妈来说，确实是一种久而强烈的应激源。

剖宫产并不是最理想的分娩方式，它只是一种万不得已的分娩方式，是用来解决难产、保全胎儿和孕妈妈生命的一种应急措施，不能盲目选择。根据产妇个体分娩条件、分娩时间、产程进展、重要器官的功能以及胎儿窘迫的程度综合分析，确保母婴安全的前提下，尽可能降低剖宫产率。

剖宫产和自然分娩相比，无论是对母亲还是对婴儿都会产生风险，母亲要承担麻醉风险，手术后易发生感染，手术后活动也受限，不能很快恢复饮食，同时会引起乳汁减少，使哺乳时间推迟。对婴儿也会有风险，由于剖宫产时胎儿未经产道挤压过程，胎儿的大脑及肺部未受到规律性进行良性刺激，导致湿肺等并发症远比自然分娩高。

无痛分娩一直是人们追求的目标，但目前为止尚无一种安全有效的止痛方法。

采取什么样的分娩方式应视产妇的具体情况而定。为了孕妈妈和宝宝的健康，在孕期及产前就要做充分的准备，不但孕妈妈心理、生理要做好准备，还要选择技术力量强、设备先进的医院，同时选择你信得过的医生，为你的分娩进行综合评定，选择最佳、最适合自己的分娩方式。

其他检查

检查胎盘功能

自孕36周开始，应定期到医院做有关胎盘功能的检查，关注胎盘的健康状况。医生会根据你的综合情况来判定是否存在胎盘功能不全，或做进一步干预措施。下面列出了胎盘功能的检查方法。

胎动计数：因为胎动和胎盘供血状态有密切联系，如果胎盘功能减退，胎儿可因慢性缺氧而减少活动。如果胎儿在12小时内的活动次数少于10次，或逐日下降超过50％而不能恢复，或突然下降超过50％，就提示胎儿缺氧。孕妈妈应高度重视，及时采取左侧卧位，增加胎盘血流，并到医院进一步检查和治疗。

胎心率监测：目前大都使用"非加压试驻"(NST)，如果胎动时呈现胎心率加速变化即属正常反应，意味着胎盘功能还不错，一周内将不会发生因胎儿、胎盘功能减退所致的胎儿死亡。

化验检查：胎盘分泌绒毛膜促性腺激素、孕激素、胎盘生乳激素等，借助对胎盘分泌的这些激素的检查，可以看出其胎盘功能是否正常。

B超检查：B超检查包括胎儿双顶径大小、胎盘功能分级、羊水量等。

四、应对异常情况的方法

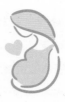

怎么预防脐带脱垂

脐带脱垂是指当胎膜破裂时，脐带脱出于胎先露部的下方，经宫颈进入阴道内，甚至经阴道显露于外阴部的情况。很多原因都可能引发脐带脱垂的情况，如骨盆狭窄、头盆不称；胎位异常，如臀先露、肩先露、枕后位、额位等；脐带过长；羊水过多等。

脐带脱垂本身对孕妈妈没有影响，孕妈妈的危险主要是由诱发脱垂的因素所致。此外，由于脐带脱垂须迅速娩出胎儿，从而增高剖腹产率，造成母体损伤，如宫颈、阴道裂伤及感染机会也相应增加。但脐带脱垂会严重威胁胎儿生命，死亡率极高，可达40%。

因此，对临床后胎先露部未入盆者，应提高警惕。破膜后应做胎心监护。必须行人工破膜者，应采取高位破膜，以避免脐带随羊水流出时脱出。早期发现，正确处理，是发生脐带脱垂后围生儿能否存活的关键。

孕妇如何判断胎儿缺氧

胎儿缺氧窒息又称"胎儿窘迫"，是指胎儿在宫内有缺氧的症状，会危及胎儿健康和生命。当胎儿血液中的含氧量低到一定程度时，胎儿的心跳就会变慢，因此可通过胎心监护仪来观察胎儿心跳的变化，从而判断胎儿是否有缺氧或不舒服的现象。正常的胎儿心跳应在每分钟110~160次，并呈现上下波动的曲线。如果胎儿心跳较长时间每分钟超过160次或低于110次，都提示胎儿可能存在宫内缺氧的情况。

胎儿窘迫主要发生在临产过程当中，但也可能发生在妊娠后期。发生在临产过程，也可能是发生在妊娠后期的延续和加重。引起胎儿缺氧的原因主要有脐带受到压迫、子宫收缩太强、胎盘功能不好、脐带绕颈、破水太久而没有羊水等。

要有效减少胎儿窘迫情况的发生，产前定期检查非常重要，以便及时发现孕妈妈或胎儿的异常情况，如妊娠高血压综合征、慢性肾炎、过期妊娠、胎盘老化、贫血、胎儿发育迟缓、前置胎盘、合并心脏病等，从而诊断疾病对胎儿的危害程度，制订相应的治疗方案来预防或治疗。

一般来说，孕期孕妈妈加强自我保健，注意营养的全面均衡摄取，劳逸结合，戒掉不良的生活习惯，可有效减少胎儿窘迫发生的可能性。若孕妈妈发觉身体不适，胎动减少时，就应及时就医治疗。对治疗无效的胎儿宫内窘迫，如已近足月，未临产，但胎儿已发育成熟，就应及早分娩，切莫拖延。

临产三大信号:见红、破水、阵痛

了解了临产征兆就能让孕妈妈及其家属对分娩做好充分的准备，一般情况下，孕妈妈在临产时都会出现以下三大典型信号。

见红，也称血先露，这时的血一定是带有黏液的血

即将分娩时，子宫口松动，原本堵塞在子宫颈管内的黏液加上微小血管破裂出的血一并流出来，这是正常的分娩先兆，如果流出的血是新鲜且量多于月经，没有黏液，属于不正常现象，应马上去医院。

孕妈妈在正常见红后，通常不会马上分娩。有的人在见红后马上就会有宫缩，有的人在见红后2~3天有宫缩，有的需要的时间会更长，可能在见红的1~2周才会有宫缩。因此医生一般会在怀孕期常规检查时告诉孕妈妈，如果只是见红，并且是血性黏液，不伴有宫缩及破水，则不需要即刻去医院住院待产。

典型特征：茶褐色、粉红色、红色都是可能出现的颜色；出血量明显比生理期的出血量少；一般在阵痛前24小时出现，但因人而异，也有在1周后反复出现见红的情况；混合黏液流出，质地黏稠等。

应对措施：如果只是淡淡的血丝，量也不多，孕妈妈可以留在家里观察，平时注意不要太过操劳，避免剧烈运动就可以了。如若流出超过月经期的出血量，或者伴有腹痛的感觉，就要马上入院就诊。

破水也称胎膜破裂，就是包裹着胎儿的羊膜腔自然破裂，羊水流出

孕妈妈一般会感觉到一股热流从阴道流出，或是有湿润的感觉。正常的羊水应是清亮无色的，如果有一些白色的块状物质也是正常的，那是胎儿的脂肪。正常破水时间因发生在子宫口开到一定的程度时，临产前破水为胎膜早破。破水后阴道宫腔相通，阴道里的各种各样细菌，可以发生上行感染，很可能引起宝宝腔内感染，对健康极为不利。羊水早破的原因很多，比如创伤、宫颈口松弛、胎位不正、性生活、有生殖道感染、绒毛膜羊毛膜炎症、多胎妊娠、羊水过多、胎膜发育不健康、提重物等。

破水是发动分娩的现象，但并不一定有宫缩，破水后子宫体积缩小，大部分孕妈妈会在此后12~24小时临产，因此，产妇一定要记住破水后不要在家里等待宫缩临产，应马上去医院。破水后，倘若12小时未出现宫缩，医生就会给产妇使用抗生素以防感染；24小时未出现宫缩，医生则会给产妇使用催产素，加快分娩过程。

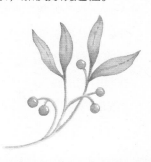

● **典型特征**：羊水无色透明，可能含有脂肪等漂浮物；感觉到热的液体从阴道流出；无意识，不能控制，持续性等。

● **应对措施**：破水后，为防止影响胎儿的不利情况发生，不管在什么场合，孕妈妈都应立即平躺，防止羊水流出。虽然国外有破水后洗澡的习惯，但是国内不建议孕妈妈这样做。平躺后打电话叫救护车，在去医院的途中，必须始终保持平卧。如果阴道排出棕色或者绿色柏油样物质，要告诉医生，因为这是胎儿宫内缺氧的表现。

阵痛，子宫收缩分为规律性和不规律性两种

足月出现的逐渐而频繁的不规律性宫缩往往是分娩的先兆，但何时娩出小宝宝尚不一定；当出现规律性宫缩时则一般被视为临产开始的标志，总之，宫缩是分娩的"发动机"。但是，或许有些第一次分娩的孕妈妈不知道，所谓规律性宫缩是指5分钟就出现一次，且每次宫缩持续在30秒以上，并有腰酸、腹胀等感觉，这样才能成为正式进入临产阶段。

进入临产阶段后，宫缩时间间隔越来越短，收缩时间越来越长，疼痛越来越明显，当宫缩变频繁变强时，宫口便会慢慢开大。宫缩时子宫变硬，宫缩的走向是从两个宫角开始，然后向中间、向下，形成极性宫缩，逼使肚子里的胎儿下降，也就是说，没有强力的宫缩，胎儿是拿不出来的。从出现规律性宫缩到宫口开全，个体间存在差异，初产孕妈妈大约需要20小时。

孕妈妈出现阵痛时不必惊慌，最好记住两次阵痛的时间间隔，以便区分真假阵痛。要是阵痛时间间隔在20分钟左右，并且逐渐拉长，或是稍微走动、休息后阵痛感会得到缓解的话，通常就是假性阵痛，孕妈妈不须立即去医院。假如宫缩约隔10分钟发生一次，并且强度逐渐增强，时间间隔越来越短，孕妈妈就要立即抓紧时间进医院待产。等到阵痛密集到3~5分钟出现一次的话，此时孕妈妈一定要立即去医院了。

○ **典型特征**：时间间隔有规律，随着产程进展，收缩愈来愈密，持续时间和强度逐渐增加；阵痛不会因为走动、按摩、休息而得到缓解；腹痛，少数人觉得腰酸、腰痛等。

○ **应对措施**：宫缩带来的阵痛是孕妈妈临近分娩的先兆，但应注意准确区分真痛和假痛。假性阵痛多发生在怀孕36周后，假痛时，子宫的厚度不会改变，宫颈没有持续扩张的迹象，阵痛频率不加快，强度也没有明显增加。有时候假性阵痛的强度也会有所增强，也可能有规律的10～20分钟出现收缩，但是持续一段时间后，疼痛的强度及频率很快得到改善，阵痛的时间间隔会逐渐拉长。

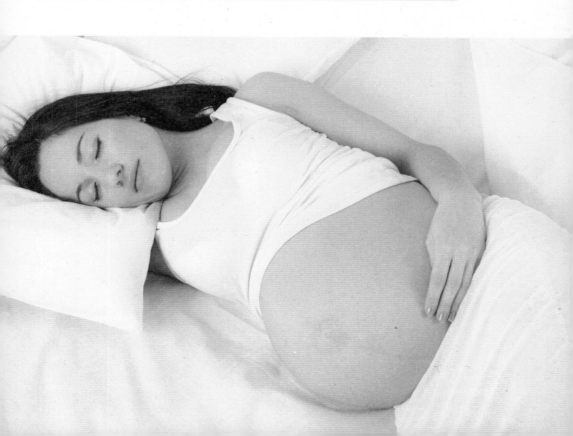

宫缩表

		计算方法	第1次	第2次	第3次	第4次	第5次	第6次	第7次	第8次	第9次	第10次
宫缩时长	开始	填写 时 分 秒										
	结束	填写 时 分 秒										
	时长	结束时间减去 开始时间										
宫缩频率	每次宫缩间隔时长	第2次时长减去 第1次时长										
	宫缩频率	所有宫缩时长 次数平均										

宫缩强度（在下图中标出每次宫缩的剧烈程度，并连线成为宫缩强度曲线）

注：宫缩强度分为10个等级，按照自我感觉强度填写

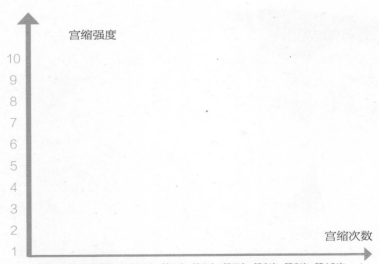

宫缩强度图

五、产科医生的私房建议

孕晚期注意事项

　　进入孕晚期，孕妈妈的身材越来越臃肿，活动也比较困难，因此要注意掌握以下安全细则。

　　● **孕妈妈正确站立姿势**：站立时，孕妈妈应选择舒适的姿势。比如，收缩臀部，就会体会到腹腔肌肉支撑脊椎的感觉。需要长时间站立的孕妈妈，为促进血液循环可尝试把重心从脚趾移到脚跟，从一条腿移到另一条腿。

　　● **孕妈妈起身站立的正确方法**：孕中晚期，孕妈妈起身站立时要缓慢有序，以免腹腔肌肉过分紧张。仰躺着的孕妈妈起身前要先侧身，肩部前倾，屈膝，然后用肘关节支撑起身体，盘腿，以便腿部从床边移开并坐起来。

　　● **孕妈妈正确的坐姿**：孕妈妈正确的坐姿是要把后背紧靠在椅子背上，必要时还可以在背后放一个小背垫。

● **孕妈妈俯身弯腰的正确方法**：孕中晚期，胎儿的体重会让孕妈妈的脊椎压力增大，并引起孕妈妈背部疼痛。因此，孕妈妈要尽量避免俯身弯腰动作，以免给脊椎造成重负。如果孕妈妈需要从地面捡拾起什么东西，俯身时不仅要慢慢轻轻向前，还要屈膝，同时把全身的重量分配到膝盖上。孕妈妈在清洗浴室或是铺沙发时也要参照此动作。

● **孕妈妈徒步行走的正确方法**：徒步行走对孕妈妈很有益，可增强腿部肌肉的紧张度，预防静脉曲张，还可强壮腹腔肌肉。一旦孕妈妈行走时感觉疲劳，就应马上停下来，找身边最近的凳子坐下歇息5~10分钟。走路时，孕妈妈要注意保持直立，双肩放松。散步前要选择舒适的鞋，以低跟、掌面宽松为好。

孕晚期准妈妈做家务切勿太过激烈

孕晚期孕妈妈干家务要以缓慢为原则。随着妊娠周数的增加，孕妈妈的肚子越来越大，身体负担越来越重，行动也不那么灵活了，所以在做家务时，要以缓慢为原则，同时一定要采用不直接压迫到肚子的姿势。孕妈妈最好能将时间妥善安排，千万不要想全部家事一口气做完，而是要分段进行。

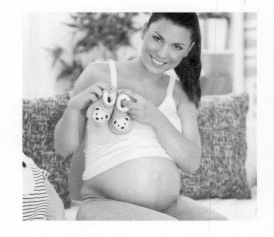

孕晚期孕妈妈最好降低家务的清洁标准。如果有些孕妈妈平时对家务要求比较严格的话，怀孕以后最好稍微降低清洁的标准。当然，最重要的是，家中的其他成员能适当地分担家务劳动，让孕妈妈安心休息。

孕晚期孕妈妈干家务要以不影响舒适为原则。孕妈妈做家务时，要以不影响身体舒适为原则。如果突然出现腹部阵痛，这表示子宫收缩，也就是活动量已超过孕妈妈身体可以承受的范围，此时要赶紧停止手里的家务活，并躺下休息。如果还不能缓解不适，就应赶紧就医。

孕晚期孕妈妈不要长时间站立干家务。孕妈妈做家务时，注意不要长时间站立，建议孕妈妈在做了15~20分钟家务后，要休息10分钟左右。

仍然要控制体重

实践证明，胎儿出生时的体重与孕妈妈孕前体重以及妊娠期体重增长呈正比，前者高，后者就高；前者低，后者也低。因此，可以通过孕妈妈体重增长情况来估计胎儿的大小以及评估孕妈妈的营养摄入是否合适。

一般来讲，如果孕妈妈孕期体重增长过多，就提示孕妈妈肥胖和胎儿生长过速（水肿等异常情况除外）；如果体重增长过少，胎儿则可能发育不良。胎儿体重超过4000克（巨大儿）时，分娩困难以及产妇产后患病的概率就会增加。如果胎儿体重过低，其各脏器的功能和智力都可能受到影响。事实证明，胎儿出生时的适宜体重为3~3.5千克，孕妈妈整个孕期体重增长平均为12.5千克为宜（孕前体重过低者可增加15千克，孕前超重者应增加10千克）。

孕妈妈肥胖可导致分娩巨大胎儿，并造成妊娠糖尿病、妊娠高血压、剖宫产、产后出血情况增多等，因此妊娠期一定要合理膳食，平衡营养，不可暴饮暴食，注意防止肥胖。已经肥胖的孕妈妈，不能通过药物来减肥，可在医生的指导下，通过调节饮食来控制体重。

肥胖孕妈妈饮食要注意下面几点:

养成良好的饮食习惯。肥胖孕妈妈要注意规律饮食，按时进餐。不要选择饼干、糖果、瓜子仁、油炸马铃薯片等热量高的食物做零食。睡前不宜吃食物。

控制进食量和进食种类。主要控制糖类食物和脂肪含量高的食物，米饭、面食等粮食均不宜超过每日标准供给量。动物性食物中可多选择脂肪含量相对较低的鸡、鱼、虾、蛋、奶，少选择含脂肪量相对较高的猪、牛、羊肉，并可适当增加一些豆类，这既可以保证蛋白质的供给，又能控制脂肪量。少吃油炸食物、坚果、植物种子类的食物，这类食物脂肪含量也较高。

多吃蔬菜和水果。主食和脂肪进食量减少后，往往饥饿感会较强烈，孕妈妈可多吃蔬菜和水果，但注意要选择含糖分少的水果，这样既可缓解饥饿感，又可增加维生素和有机物的摄入。

粗细搭配最合理

多吃"粗食"，摄入足量的膳食纤维，有利于通便，可保护心血管，控制血糖和血压，预防妊娠综合征。不少妈妈知道了吃粗粮的好处后，却走向了另外一个极端——只吃粗粮不吃细粮。要知道，粗粮食用过多会影响身体对蛋白质、脂肪、铁等营养物质的吸收。

饮食中粗与细应该掌握好一个限度和比例，不是越粗越好，也不能太过精细。孕妈妈的饮食更要遵循"粗细搭配"的原则，每周吃3次粗粮为宜，每餐有一道高纤维的蔬菜，每天要搭配肉、蛋、鱼、奶等食物，才能做到营养均衡。

足量DHA对胎儿脑部发育益处大

从孕期18周开始直到产后3个月，是胎宝宝大脑中枢神经元分裂和成熟最快的时期，持续补充高水平的DHA，将有利于宝宝的大脑发育。

DHA的作用

DHA是一种不饱和脂肪酸，和胆碱、磷脂一样，都是构成大脑皮层神经膜的重要物质，它能促进大脑细胞特别是神经传导系统细胞的生长、发育，维护大脑细胞膜的完整性，促进脑发育，提高记忆力，故有"脑黄金"之称。DHA还能预防孕妈妈早产，增加胎儿出生时的体重，保证胎儿大脑和视网膜的正常发育。

缺乏的危害

如果母体摄入DHA不足，胎儿的脑细胞膜和视网膜中脑磷脂质就会缺乏，对胎儿大脑及视网膜的形成和发育极为不利，甚至会造成流产、早产、死产和胎儿宫内发育迟缓。

这样补充DHA

富含不饱和脂肪酸类的食物，如核桃仁等坚果类食品在母体内经肝脏处理能生成DHA。此外，也可以多食用海鱼、海虾、鱼油、甲鱼等，这些食物中DHA含量较为丰富，有助于胎儿脑细胞的生长及健康发育。如果对鱼类过敏或者不喜欢鱼腥味，孕妈妈可以在医生的指导下服用DHA制剂。孕妈妈每日DHA的摄取量以300毫克为宜。

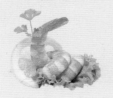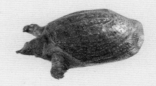

补维生素K可防产后出血

缺乏的危害

孕妈妈在孕期如果缺乏维生素K，流产率将增加。即使胎儿存活，由于其体内凝血酶低下，易发生消化道、颅内出血等，并会出现小儿慢性肠炎、新生儿黑粪症等症；一些与骨质形成有关的蛋白质会受到维生素K的调节，如果缺乏维生素K，可能会导致孕期骨质疏松症或骨软化症的发生；维生素K缺乏还可引起胎儿先天性失明、智力发育迟缓及死胎。

这样补充维生素K

人体对维生素K的需要量较少，孕妈妈和乳母的每日推荐摄入量为120微克。

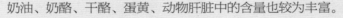

富含维生素K的食物有绿色蔬菜，如菠菜、菜花、莴苣、萝卜等;烹调油，主要是豆油和菜子油。另外，奶油、奶酪、干酪、蛋黄、动物肝脏中的含量也较为丰富。

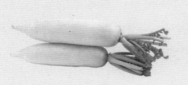
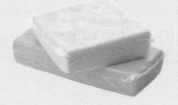

休产假如何有效的规划

到本周，不少孕妈妈已经感觉行动困难，上下班不像以前那么顺畅了，因此开始规划着休产假。《女职工劳动保护规定》第八条第一款："女职工产假为九十天，其中产前休假十五天。难产的，增加产假十五天。多胞胎生育的，每多生育一个婴儿，增加产假十五天。"晚育者产假：《中华人民共和国人口与计划生育法》第二十五条："公民晚婚晚育，可以获得延长婚假、生育假的奖励或者其他福利待遇。"各地规定不一，具体参照所在省份的《人口与计划生育管理条例》。

孕妈妈可以根据自身的具体情况来规划自己的产假。

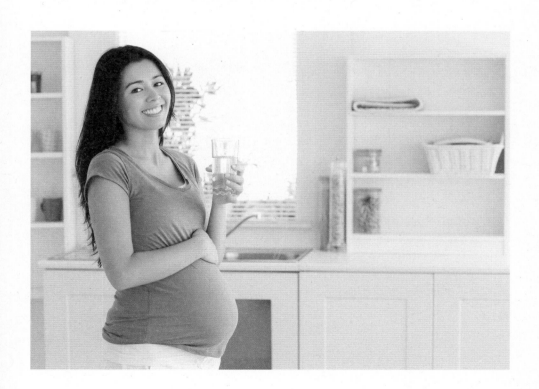

待产需要准备些什么

- 门诊卡、社保卡（有的医院需要，如果有就带上）。
- 围产卡或母子健康手册、历次产检报告单。
- 夫妻双方的身份证复印件、准生证复印件（原件最好另放，以免在医院忙乱中丢失）。
- 现金1000~2000元，防止有急用。
- 银行卡一张，里面至少有3000元，住院需要押金。

母婴用品准备好了吗

再过不了多久，胎宝宝就是足月儿了，随时可能会出生，因此，孕妈妈不妨在本周准备好婴儿出生后的用品吧。

给妈妈准备好相应的物品

产后妈妈因为身体的特殊性，除了可以继续穿孕期的宽松衣服外，还需要准备产后妈妈专用的内裤、胸罩、喂奶衫和专用卫生巾。另外，贴心的新爸爸也可以给新妈妈准备一条束腹带，帮助新妈妈尽快恢复火辣身段。

哺乳及清洗用品

不管是母乳喂养还是人工喂养，最好准备以下婴儿饮食用品：

奶瓶（玻璃、塑料材质)4~6个；奶嘴（配合发育，应首先使用S形或0~6个月适用)5个；奶瓶消毒锅/消毒钳1个；奶瓶保温桶/温奶器（保温4小时以上，适用外出时哺乳)1个；奶瓶奶嘴专用刷1个；奶粉盒（存储奶粉，外出携带方便）1个。

为新生儿准备好衣物

为刚生下的宝宝选择衣服，要充分考虑到以下因素。

纯棉至上：应选用质地柔软、吸水性强、透气性好、颜色浅淡、不脱色的全棉布衣服。

无领最好：新生儿的颈部较短，可选择无领或和尚领斜襟开衫，这样的衣服不用系扣子，只用带子在身体的一侧打结，不仅容易穿脱，并可随着新生儿逐渐长大而随意放松，一件衣服可穿较长的时间。

素色为佳：宝宝内衣裤应选择浅色花形或素色的，因为一旦宝宝出现不适和异常，弄脏了衣物，爸爸妈妈可以及时发现。

宜买大忌买小：为刚出生的宝宝选择衣服时宜买大忌买小，即使新衣服对你的宝宝来说稍微大一些，也不会影响他的生长发育，但千万不要太紧身。

新生儿衣服清单

品名	说明	重要性
新生儿纱布（棉布）内衣	视季节选择厚薄搭配	必备
包巾/包被	视季节搭配长、厚	必备
兔装/蝴蝶装	穿脱方便，分长袖、短袖	必备
棉纱尿布/纸尿裤	透气、吸水性佳的尿布	必备
帽子	防晒、保暖	必备
袜子	吸汗、保暖	必备
围嘴	防溢奶、流口水	必备
内衣	活动肩、侧开、前开、全开襟	视各家需求而定
肚兜	睡觉时保护肚脐免于着凉	视各家需求而定
小衣架	晾晒宝宝衣物	视各家需求而定

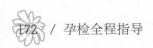

为新生儿准备好清洁用品

由于新生儿的分泌物较多，所以每天都必须洗澡。为了避免抵抗力弱的婴儿受到感染，婴儿最好有自己专用的盥洗用具。准爸妈可以按照下表为新生儿准备相应的清洁用品。

———— 新生儿清洁用品清单 ————

品名	说明	重要性
湿纸巾	用于清洁宝宝的小屁屁	视各家需求而定
医用脱脂棉	可代替湿纸巾，蘸清水清洁小屁屁，效果也很好，湿纸巾中毕竟有化学物质	必备
婴儿棉签	用于清洁鼻屎、耳垢等，宝宝的小鼻孔和小耳朵用不了大人的棉签	必备
纱布小方巾	用途很多，如拍嗝时垫在大人肩膀，喂奶时围在宝宝胸前，给宝宝洗脸等	必备
小盆	一个用来洗脸，一个用来洗屁屁	必备
浴盆	为宝宝洗澡用	必备
浴架	与浴盆搭配使用，比较安全	视各家需求而定
浴巾	宝宝洗完澡用来擦身体	必备
宝宝洗发水、沐浴液	为宝宝洗澡用	视各家需求而定
婴儿抚触油、润肤霜	洗澡后为宝宝做抚触并润肤时用	必备
婴儿专用洗衣液	刺激比较小，适合小宝宝用	视各家需求而定

剖宫产还是阴道分娩

在分娩方式的选择方面，剖宫产主要是处理难产的一种方式，如果出现了不能阴道试产，或者妈妈和胎儿出现了紧急情况，需要尽快结束妊娠者首选剖宫产结束妊娠，若无特殊情况尽可能地选择阴道分娩。

阴道分娩的好处

自然分娩好处很多，所以现在也鼓励妈妈自然分娩，以下是自然分娩的诸多好处：

①胎儿生活在羊水内，呼吸道内存在着一定量的羊水和黏液。阴道分娩的胎儿经过子宫收缩和产道的挤压，使胎儿肺里和呼吸道内的羊水和黏液得以流出，减少了新生儿羊水、胎粪吸入性肺炎的发生。

②胎儿胸廓受到有节律的压缩和扩张，促使胎儿肺部产生一种叫做肺泡表面活性物质的东西，使胎儿出生后肺泡富有弹性，容易扩张。

③阴道分娩时，胎儿头部不断受挤压，刺激胎儿呼吸中枢，有利于出生后建立正常呼吸。

④阴道自然分娩的产妇，产后身体恢复大大快于剖宫产，能有较多精力照料婴儿。

⑤分娩阵痛使子宫下段变薄，上段变厚，宫口扩张，产后子宫收缩力更强，有利于恶露的排出，也有利于子宫复原。

⑥免疫球蛋白G（IgG）在自然分娩过程中可由母体传给胎儿，自然分娩的新生儿具有更强的抵抗力。

⑦胎儿在产道内受到触、味、痛觉及本位感的锻炼，促进大脑及前庭功能发育，对今后运动及性格均有好处。

⑧自然分娩的产妇还能避免剖宫产的许多并发症和后遗症。因此，当你具备自然分娩的条件时，应听从医生的指导，选用阴道分娩这种自然、安全、对母婴都有利的分娩方式。

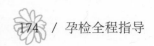

自然分娩的方法

不少孕妈妈心里渴望自然分娩，但又担心分娩过程中遇到困难甚至遭遇难产。其实，如果你做到以下7点，基本上自然分娩就不是什么难题。

选择合适年龄分娩

大多数医学专家认为，女性生育的最佳年龄是25~29岁，处于这一年龄段的女性自然分娩可能性较大。随着年龄的增长，妊娠与分娩的危险系数升高。首先，年龄过大，产道和会阴、骨盆的关节变硬，不易扩张，子宫的收缩力和阴道的伸张力也较差，以至于分娩时间延长，容易发生难产。其次，孕妈妈年龄越大，发生高血压、糖尿病、心脏病并发症的机会越多，需要剖宫产干预的可能性越多。

孕期合理营养，控制体重

宝宝的体重超过4000克（医学上称为巨大儿），母体的难产率会大大增加。巨大儿的产生与孕妈妈营养补充过多、脂肪摄入过多、身体锻炼偏少有关。孕妈妈患有糖尿病，也会导致胎儿长得大而肥胖。理想的怀孕体重在孕早期怀孕3个月以内增加2千克，中期怀孕3~6个月和末期怀孕7~9个月各增加5千克，前后共12千克左右为宜。如果整个孕期增加20千克以上，就有可能使宝宝长得过大。

补充微量元素锌

　　锌是人体必须的微量元素，对人的许多正常生理功能的完成起着极为重要的作用。据专家研究，锌对分娩的影响主要是可增强子宫有关酶的活性，促进子宫肌收缩，把胎儿推出子宫腔。当缺锌时，子宫肌收缩力弱，因而需要借助产钳、吸引等外力，才能娩出胎儿，严重缺锌则需剖宫产。因此，孕妈妈缺锌会增加分娩的痛苦。此外，子宫肌收缩力弱，还有导致产后出血过多及并发其他妇科疾病的可能，影响产妇健康。

　　在正常情况下，孕妈妈对锌的需要量比一般人多，这是因为孕妈妈自身需要锌外，还得供给发育中的胎儿需要，妊娠的妇女如不注意补充，就极容易缺乏。所以孕妈妈要多进食一些含锌丰富的食物，如肉类中的猪肝、瘦肉等；海产品中的鱼、紫菜、牡蛎、蛤蜊等；豆类食品中的黄豆、绿豆、蚕豆等；硬壳果类的花生、核桃、栗子等。特别是牡蛎，含锌最高，每百克含锌为100毫克，居诸品之冠，堪称锌元素宝库。

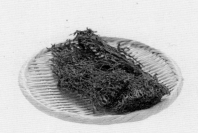
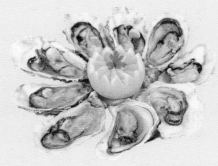

孕期体操

孕期体操不但有利于控制孕期体重，还有利于顺利分娩，这是因为：

①体操锻炼可以增加腹肌、腰背肌和骨盆底肌肉的张力和弹性，使关节、韧带松弛柔软，有助于分娩时肌肉放松，减少产道的阻力，使胎儿能较快地通过产道。

②孕期体操可缓解孕妈妈的疲劳和压力，增强自然分娩的信心。

当然，孕妈妈在练体操时要注意运动时间、运动量、热身准备，防止过度疲劳和避免宫缩。另外，有习惯性流产史、早产史、此次妊娠合并前置胎盘或严重内科合并症不宜进行孕期体操。

定时做产前检查

孕妈妈定期做产前检查的规定，是按照胎儿发育和母体生理变化特点制定的，其目的是为了查看胎儿发育和孕妈妈健康情况，以便于早期发现问题，及早纠正和治疗。使孕妈妈和胎儿能顺利地度过妊娠期并自然顺利分娩。

矫正胎位

通常，在孕7个月前发现的胎位不正，只要加强观察即可。因为在妊娠30周前，胎儿相对子宫来说还小，而且母亲宫内羊水较多，胎儿有活动的余地，会自行纠正胎位。若在妊娠30~34周还是胎位不正时，应根据医生的建议，不可盲目自行矫正胎位。

做好分娩前的准备

预产期前3周，孕妈妈需要保持正常的生活和睡眠，吃些营养丰富、容易消化的食物，如牛奶、鸡蛋等，为分娩准备充足的体力。临产前，孕妈妈要保持心情的稳定，一旦宫缩开始，应坚定信心，相信自己能在医生和助产师的帮助下安全、顺利地分娩。

及时调节心情，预防孕期抑郁症

孕期孕妈妈的心情很容易走进一个胡同区而无法走出来，因此孕妈妈要及时调节心情，缓解不良情绪，预防孕期抑郁症。

孕期抑郁症的症状

如果在一段时间（至少是两周内）有以下的几种症状，则说明你可能已患有孕期抑郁症：注意力无法集中，记忆力减退；脾气变得很暴躁，非常容易生气；情绪起伏很大，喜怒无常；非常容易疲劳，或有持续的疲劳感；睡眠质量很差，爱做梦，醒来后仍感到疲倦；总是感到焦虑、迷茫；持续的情绪低落，莫名其妙地想哭；不停地想吃东西或者毫无食欲；对什么都不感兴趣，懒洋洋的，总是提不起精神。

孕期的抑郁情绪如果得不到调整，就会对胎儿的健康发育造成不利影响，甚至引起胎儿畸形、导致难产，产后得抑郁症的概率也会增大。

改善抑郁情绪的生活调理

要改善孕期的抑郁情绪，最重要的一点就是自我调控情绪。如果你有抑郁的状况存在，我们建议你尝试以下方法来改变情绪：

注意和准爸爸多沟通孕期生活中遇到的难题，得到他的支持与帮助；还可以跟亲密的朋友倾诉，让她们给予你理解和帮助。

想象一下宝贝出生后的美好生活，这样，当前的困难就变得不那么难解决了，一切的付出都会得到回报的。暂时离开令你郁闷的环境，培养一些积极的兴趣爱好，转移自己的注意力。

如果你做了种种努力，情况仍不见好转，或者有伤害自己和他人的冲动，我们建议你立即寻求医生的帮助。

记心情日记，把孕期的感受都记录下来也是一种不错的情感宣泄方式。

孕妇产前焦虑缓解方法

到了孕后期，经历了漫长孕程的你开始盼望宝宝早日降生。是的，宝宝就快要出生了，你们很快就可以见面了，你应该高兴才是。然而，实际情况可能恰恰相反，越是临近分娩，你越容易被各种各样的问题困扰，并因此而变得焦虑。

孕妈妈的焦虑点

焦虑一：预产期快到了，宝宝怎么还不出生？到了预产期并非就分娩，提前两周、过后两周都是正常的情况。你既不要着急，也不用担心，因为这样无济于事，只能是伤了自己的身体，影响了胎儿的发育。

焦虑二：分娩的时候会不会顺利？现在，正规的大医院妇产科都有着丰富的接生经验和良好的技术设备，并且有许多专业的医生、护士随时监控你的分娩进程。你要对自己有信心，要勇敢面对！

焦虑三：胎儿会不会健康？看看你的妇产科大夫怎么说吧！整个孕期你都坚持产检，并且大夫也一再让你放宽心了，你还焦虑什么呢？要知道，不必要的焦虑可对宝宝健康不利哦。

应对临产前焦虑的生活调理

以上的临产期焦虑综合征其实都是因为你对自己和胎儿健康状况的不自信。我们建议你通过一些方法来转移注意力，如听听音乐、下下棋、侍弄一些花草，或是给胎儿准备必备的物品等，都可以很好地转移你的注意力。实在不放心的话，就去医院咨询医生。

为了帮助入睡，你可以练习孕妈妈课程中学到的放松技巧。你也可以试试运用想象力，假想自己浮在水中，或是在秋千上来回摇摆，利用放松技巧来帮助自己迅速入睡，这样你分娩当天更容易放松。

孕妇情绪易波动，家人关爱须贴心

分娩临近，孕妈妈及家属应及早做好分娩的思想准备，愉快地迎接宝宝的诞生。丈夫应该给孕妈妈充分的关怀和爱护，周围的亲戚、朋友以及医务人员也必须给予产妇支持和帮助。实践证明，思想准备越充分的产妇，难产的发生率就越低。

睡眠休息：分娩前两周，孕妈妈每天都会感到几次不规则的子宫收缩，卧床休息后，宫缩就会很快消失。另外，分娩时体力消耗较大，因此分娩前必须保证充足的睡眠时间，午睡对分娩也比较有利。

保证营养：吃些营养丰富、易消化的食物，如牛奶、鸡蛋等，为分娩准备充足的体力。

生活安排：接近预产期的孕妈妈应尽量不外出和旅行。但也不要整天卧床休息，做一些力所能及的轻微运动还是有好处的。

性生活：临产前应绝对禁止性生活，免得引起胎膜早破和产时感染。

洗澡：孕妈妈必须注意身体的清洁，由于产后不能马上洗澡，因此，临产前要保证会阴清洁，每天应洗一次澡，至少要清洗一次会阴，以保持身体的清洁。若到公共浴室洗澡，必须有人陪伴，以防止湿热的蒸汽引起孕妈妈的昏厥。

家属照顾：妻子临产期间，丈夫尽量不要外出，夜间要在妻子身边陪护。

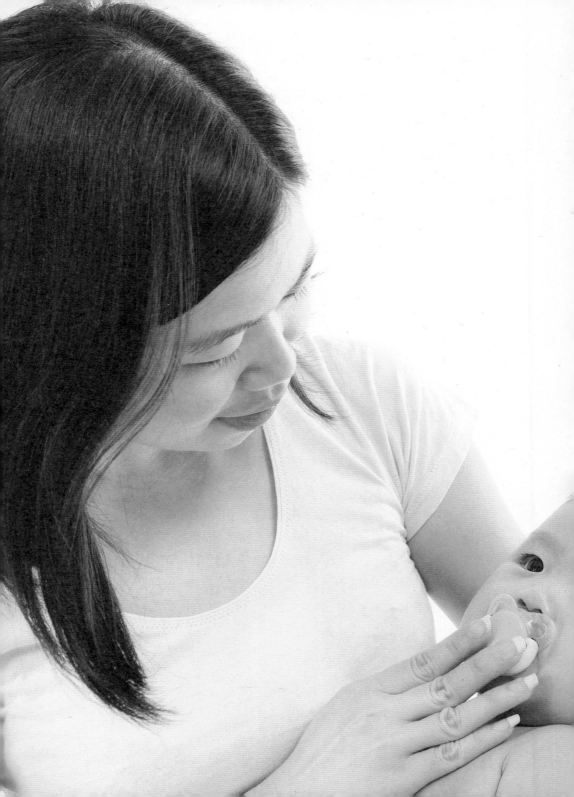

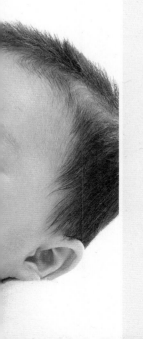

Part 07 孩子出生了

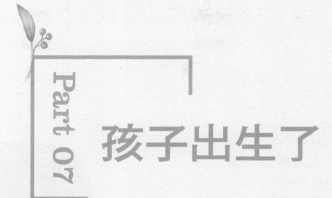

十月怀胎，一朝分娩。

从准妈妈到新妈妈的转换就在一瞬间。

宝宝，我们一起开始新生活吧……

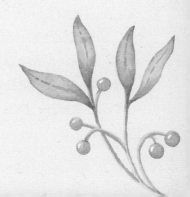

一、妇产科医生的自述

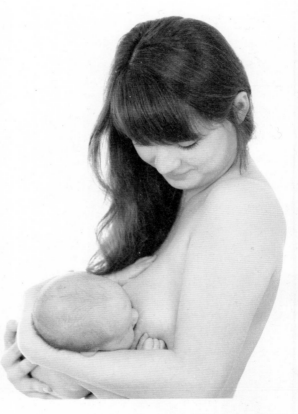

在经历了宫缩阵痛和辛苦的分娩之后，终于和宝宝见面了。在看到宝宝的那一刹那，所有的痛楚似乎都烟消云散了，心里的幸福感无以复加：小宝贝，欢迎你。

以前总感觉有孩子是一种推卸不了的义务，可是当孩子生出来，却又感觉这是种责任，人家都说不生儿不知父母恩，现在我终于能体会这句话的含义了。

在医院住院的几天，身体慢慢恢复了，宝宝也是一天一个样：他的眼睛睁开了，他拉了好多黑色的胎便，他出黄疸了……

出院后回到家，月子里的生活，简单而又快乐。伤口还在恢复当中，但下床活动已经没什么大问题了，宝宝吃奶的次数有点频繁，晚上也要醒过来喂好几次。这个时候，更显出老公和妈妈、婆婆的好来，晚上宝宝尿了、拉了、汗湿了，都是他们给宝宝擦洗，换上干净的纸尿裤，然后穿好衣服送到我身边来。

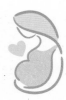

二、宝宝这个时期的发育
过程和发育指标

刚出生的宝宝四肢弯曲、拳头紧攥，足月的孩子会长出指甲。孩子在母体中时，手和腿都较身体其他部分稍微弯曲一些，而新生儿也保留了这一特征。当然也有孩子出生后手指是张开的，但相对较少。没有足月的孩子可能没指甲，但三四天内就能很快长出。指纹与脚上的纹理已经成形，在很多医院中，新生儿出生后会采集脚掌印作为识别标识。

健康的肤色为粉红色，瘦弱的孩子可能出现皱纹。有些孩子身上会有淡青色的印记，多出现在背部或屁股上，其具体成因不明，消失时间也不定，少则一两个月，多则一两年也有可能。婴儿全身都可能出现胎脂，早产儿会更多一些，但所有这些都不会影响孩子的健康发育，随着他们的成长会逐渐消失，发皱的皮肤也会慢慢变平整。

宝宝的头部不全是圆形的，头发呈褐色或深棕色，大多较为稀疏。自然分娩或者使用吸引器助产的孩子，头部因为外力作用会出现不同程度的变形，看上去稍尖一些，但这不会影响孩子大脑的正常发育；剖宫产出生的孩子，脑袋则是圆的。

宝宝的面部较平，鼻梁不挺，眼睛稍肿，眉毛、睫毛已清晰可见。孩子眼肿是因为长时间浸泡在羊水中所致，并不影响健康。他们在哭时也多没有眼泪，因为刚出生的婴儿泪腺还没有发育完整，不过，有的孩子生下来就会流眼泪也属正常。

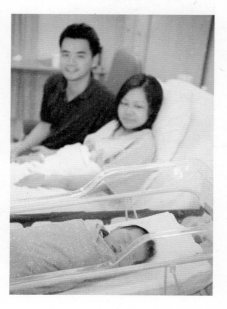

正常新生儿出生后即会哭，且哭声响亮，呼吸有规律，四肢活动有力，呈屈曲状态，并具有维持生存的神经反射，当用手指或物体触及新生儿脸颊或嘴角时，立即将头转向碰触的一侧，并张口寻找，这种表现在医学上称之为"觅食反射"。如果将手指放进新生儿嘴里就会引起吸吮动作，将之称为"吸吮反射"。如有突然的声响发生时，闭着眼睛的新生儿会立即睁眼或眨眼，以上这些反应说明新生儿的视力、听力都正常。

另外，新生儿在48小时内应有大小便。开始数天的大便称胎便，颜色黑绿、黏稠、发亮，以后颜色逐渐变淡。开始数天的小便颜色也较黄，这是由于含有较多的尿酸盐所致。

新生儿出生后由于大小便的排泄，母乳量不足，体重会有所下降，五六天后逐渐上升，至10天左右，即可恢复到出生时的水平。

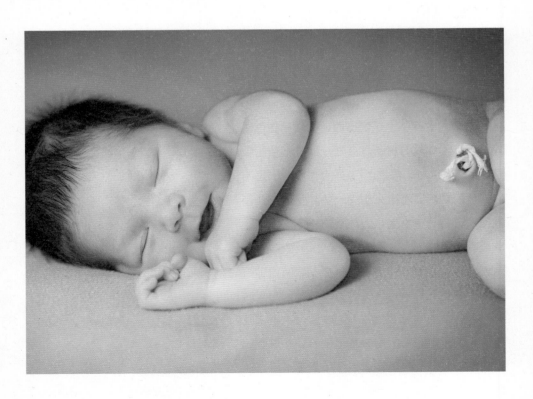

三、新妈妈这一阶段的重要检查

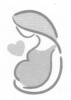

新生儿出生后需要做哪些检查

在产房里

宝宝出生之后，他的第一声啼哭很重要，这说明他的肺已经开始工作了。产科医生会用器械吸残留在宝宝的嘴巴和鼻腔里面的黏液和羊水，从而确保宝宝鼻孔完全打开，畅通地呼吸。接着护士用毯子把宝宝抱起来放在你身上，让你们亲近一会儿。但如果你是剖宫产，护士会把宝宝抱起来给你看。然后宝宝被交给大夫。如果婴儿早产或是出现呼吸困难，就会立刻被送入新生儿特护病房，接受检查。如果婴儿体重超过4000克则要验血，因为过重的新生儿在出生之后的几小时内有可能出现低血糖。

剪脐带

通常在婴儿出生后几分钟内脐带就会被剪断。医生用钳子钳住脐带，如果父亲被允许进产房，那么这一光荣的使命就交给父亲来完成。医生有可能从脐带里抽取血样以供稍后检验。

阿普加评分

婴儿出生第1分钟到第5分钟之后需要分别接受一次阿普加评分，即对新生儿的肤色、心率、反射激性、肌张力及呼吸等5项进行评分，以此来检查新生儿是否适应了生活环境从子宫到外部世界的转变，然后护士会给宝宝称体重、量身长，并检查有无疾病等。

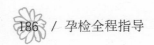

新生儿阿普加评分表

评分项	体 征		
分 数	0	1	2
心率（次／分）	无	＜100	＞100
呼吸情况	无	缓慢、微弱、不规则	正常，哭声响
皮肤颜色	全身苍白或者青紫	身体粉红，手脚发青	全身粉红
肌肉张力	肌肉松弛，动作轻微	四肢略弯曲	动作强而有力
对刺激的反应	无	有些动作，如皱眉	大哭、咳嗽、挣扎

保护性措施

所有的新生儿都要注射维生素K，它是用来帮助血液凝结的，以免宝宝出血过多，因为新生儿的肝脏——分泌维生素K的器官还未发育成熟。

在产后恢复病房里

大约30分钟后，护士会把宝宝放在温暖的婴儿推车里送入婴儿室。如果医院条件允许母婴同室，宝宝就会和你一起被送入产后恢复病房，在那里继续接受检查。

必要的统计

护士会用听诊器检查婴儿的心脏和肺部，给他测体温，并检查他是否有异常症状，如脊柱裂等。护士还会再次测量宝宝的身长、体重和头围。

第一次体格检查

在宝宝出生后24小时内，儿科医生会对他进行检查。医生会把对宝宝的各种测量结果与你怀孕头几周内测得的数据进行比较，验证他们是否吻合。接下来，医生会听宝宝的胸腔，检测心杂音；听听宝宝的肚子，检查肠功能是否正常；看看宝宝的脑袋上有没有鼓包（大多数情况下，鼓包是没有伤害的）。

医生还要检查宝宝的眼睛和生殖器。医生还会坚持诸如腭裂、锁骨骨折（这种情况在分娩过程中可能出现，通常能够自行恢复）、胎记、髋部脱臼等情况。然后，护士会给宝宝接种第一针乙肝疫苗。在24小时内，宝宝还需要接种卡介苗。

进行一系列的检查之后，宝宝总算可以休息了。各家的医院检查的项目会有所不同，所以在分娩之前最好先问清楚要进行哪些项目的检查。

听力筛查

新生儿听力筛查是通过耳声发射、自动听性脑干反应和声阻抗等电生理学技术，在新生儿出生后自然睡眠或安静的状态下进行的客观、快速和无创的检查。仅用5~10分钟就可以完成测试。

新生儿出生48小时以后，要接受初次听力筛查；未通过初筛者，在42天左右接受听力复查；42天复查仍未通过者，在3个月左右进行听力诊断性检查。确诊为听损伤的患儿应及时到医院的专科进行相应的治疗。

如果你的宝宝没有通过初次听力测试，也不要惊慌失措，大多数初次测试不过关的宝宝都会成功通过第二测试。

产后42天这个检查对新妈妈很重要

经过产后6周的修复，新妈妈的身体状况应该已经基本恢复到生产前的状态了，这时，新妈妈最好到医院进行体检，以检查机体恢复的情况。当然并不一定是产后42天，根据个人原因或天气情况，可提前或延后几天。不过，专家建议产后检查最好在产后42~56天之间完成。

这次的检查项目通常有：体重、血压、血常规、尿常规、妇科及分泌物化验、盆腔器官、乳腺等；孕期并发其他疾病者，需要进行相关检查；心理及精神状态也是一个重要内容。

测量体重

体重是人体健康状况的基本指标，一旦超过限度，会带来许多健康隐患。通过体重测量，可以观察到新妈妈的营养摄入情况和身体恢复状态，时刻提醒新妈妈注意，防止不均衡的营养摄入和不协调的活动量，以免危害身体健康。

大部分新妈妈通过适当的运动和饮食调整都可以成功减重，恢复至孕前体重或稍有增长。如果体重不降反增，新妈妈就应提高警惕，是缺乏运动，还是摄取热量过多？如果体重较产前还低的新妈妈则应加强营养，保证睡眠，避免过度疲劳，特别是下蹲、提重物等，同时增加富含蛋白质和维生素的食物的摄取，帮助身体恢复。

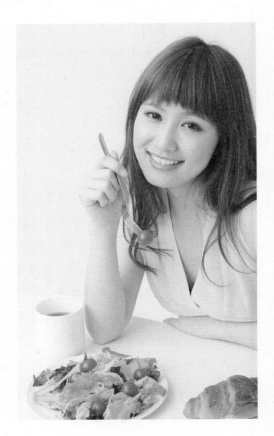

测血压

血压的变化对身体各个器官系统的运行都有严重影响，血压长时间保持升高或降低的状态，可能危害到全身的器官、组织，一旦威胁到脑、心脏、肝、肾等重要器官，其病理、生理变化就可能导致抽搐、昏迷、脑水肿、脑溢血等，甚至导致死亡。

孕前患有高血压及怀孕期间患有妊娠高血压综合征的新妈妈，应积极定期测量血压，检测身体的健康状况。通常怀孕期间引发的妊娠高血压在产后12周内，血压会逐渐恢复正常。如果持续到产后12周，未能恢复正常的，则可能患上了慢性高血压，应积极进行治疗。如果在产后检查时，血压较孕期还高，则应到内科进行检查，及时查明原因。

患有其他疾病的新妈妈

患有心脏病、肝炎、甲亢和泌尿系统感染等疾病的新妈妈，孕期循环、内分泌等各系统负担增加，往往会加重原有疾病，产后要积极向医生咨询，及时调节用药。孕期与产后、产后恢复期用药及用药量都有所不同，需要定期随访，及时调节。

血常规、尿常规化验

新妈妈刚刚生下宝宝，生理系统和免疫系统都处于恢复期，抵抗力弱，非常容易引发感染。通过血常规、尿常规检查，可以检测新妈妈身体各系统的运作情况，了解新妈妈的身体是否存在感染，营养健康状况如何等。其测量数据还能为其他系统疾病的诊断和鉴定提供重要依据。

妇科检查

⊸ 盆底检查

分娩对女性盆底肌肉、神经会产生一定的损伤，可能导致女性在产后面临骨盆底肌张力或阴道松弛等问题。盆底检查主要包括会阴及产道裂伤愈合情况、骨盆底肌群恢复情况及阴道壁有无膨出。

产后新妈妈可每天坚持做提肛、收缩阴道运动等盆底康复练习，帮助和引导骨盆底肌群快速恢复到未孕时的紧张度。及时进行锻炼还可预防子宫脱垂、张力性尿失禁等疾病。

⊸ 检查乳房

产后新妈妈的乳房承担着哺乳宝宝的重任，里面会充满了乳汁。给乳房做检查，不仅是对新妈妈的保护，也是对宝宝的呵护。乳房检查主要查看乳汁分泌情况是否充足，乳房是否有红肿、奶块、有无疼痛或肿物，指导预防乳腺炎。

子宫检查

　　子宫检查主要包括对子宫颈有无糜烂、子宫大小是否正常和有无脱垂、附件及周围组织有无炎症及包块。如果产前并发子宫肌瘤、卵巢囊肿的新妈妈，还应进行B超检查，协助指导治疗。如果孕期或孕前有可疑宫颈病变的新妈妈，还要进行宫颈防癌检查。在产褥期，新妈妈一定要注意休息，避免过度劳累，以免造成子宫复旧不良。

腹部检查

　　腹腔内有消化系统、泌尿生殖系统等重要器官，是身体的重要组成部分。通过腹部检查可以进一步了解子宫的复位情况，以及生产后腹腔内其他器官的情况。

　　剖宫产会对腹腔内的器官带来非正常的挤压，复位较正常生产更加困难。而且，剖宫时的刀口愈合情况也非常重要。对于剖宫产的新妈妈来说，进行腹部检查就更为重要。

检查恶露

　　恶露是指产妇分娩后，随子宫蜕膜，特别是胎盘附着物处蜕膜的脱落，含有血液、坏死蜕膜等组织的混合物。正常情况下，恶露有血腥味，但无臭味，产后4~6周以内恶露即可排净，如果超过3周，仍然淋漓不绝，即为"恶露不尽"。

　　通过对恶露的观察，注意其质和量、颜色及气味的变化，以及子宫复旧情况，可以了解子宫恢复是不是正常。如果子宫复旧不全，或宫腔内有残留，或并发感染，则恶露时间延长且有异味。

宝宝42天第一次体检

宝宝出生42天后，要进行新生儿体检。医生主要会检查以下几方面：

①观察宝宝的一般情况，如营养、发育、精神等；了解宝宝的吃奶情况，有无呛奶、吐奶；大小便情况及预防接种情况。新生儿的早期发育非常重要，特别是对于低体重的宝宝，早期的喂养很关键。

②身体检查主要包括：精神反应，有无皮疹、黄疸；头围、身高、体重；囟门、咽喉部、心肺听诊、生殖器官、肌张力等全身检查。有的医院会进行52项行为神经测评。

③产后没有进行听力筛查的宝宝也要进行补测，根据医生指导给宝宝补充鱼肝油、钙剂。

④进一步进行畸形筛查。在宝宝出生后会对新生儿进行畸形筛查，但有许多异常情况是慢慢表现出来的，比如心脏杂音、生殖器畸形、听力异常等。

⑤根据宝宝的具体情况，必要时进行各种实验检查，如血红蛋白测定等。

⑥一些医院要求检查宝宝尿液，或血常规化验，或微量元素测定，保证宝宝在最初的这个快速生长发育的阶段，得到符合宝宝生长需要的科学的照顾。

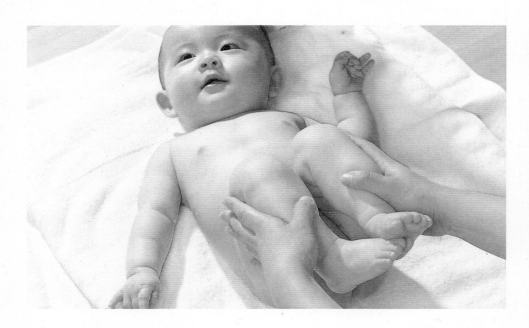

四、应对异常情况的方法

了解产后出血，预防产后出血

产后出血关系新妈妈生命安全。目前，在我国导致产妇死亡的第一原因仍是产后出血。

产妇在分娩后2小时内最容易发生产后出血，产后2小时出血400毫升，24小时内出血500毫升都可诊断为产后出血。产后出血过多可导致新妈妈休克，甚至死亡。因此，分娩后第一天，新妈妈仍需留在产房内观察，警惕产后出血。如发现出血量较多或阴道排出组织物等情况，应及时告知医生，采取应对措施。

坐月子发热怎么办

在产后24小时内，新妈妈由于过度疲劳可能会发热至38℃。但在此之后，体温应该会恢复正常。如果产后24小时后还出现持续发热的情况，就必须进行检查，查清原因并及时采取应对措施。

产后发热最常见的原因是产褥感染，也就是俗称的"产褥热"。引起产褥热的原因很多，有产道感染、泌尿系统感染、乳房感染等。因此，新妈妈要注意观察自己的体温，多喝水，注意休息和营养的摄取。一旦出现高热连续不退的情况，就应赶紧找医生了。

心脏不舒服怎么办

在产后24～28小时内，一些新妈妈会出现心慌、胸闷、不能平卧、气急等情况。这是因为在妊娠期间，心脏的工作量会逐渐加大，心脏会略有肥大和心率加快。而且随着胎儿逐渐长大，每一次子宫收缩都会增加心脏的负担。而胎儿娩出后，胎盘排出，子宫又骤然缩小，原来与胎盘建立起来的血循环也一下子停止，子宫内的血液突然都进入母体的血循环。这一系列的变化，都是对新妈妈心脏的严峻考验。因此，产后新妈妈如果出现心脏不适等异状，一定要马上告诉医生。

阴道分泌物有异味

这说明新妈妈的子宫或阴道受感染了。

产后肚子很敏感

这也是受到感染的信号。如果你做了剖宫产，感染有可能发生在你肚皮外部的刀口缝合处。也有可能在你的子宫内部，因为胎盘剥离的位置也是一个需要愈合的伤口。如果子宫内的感染没有得到治疗，可能会增加产后大出血的风险。

痔疮下垂肿胀疼痛

虽然痔疮很常见，但在产后有时候也会肿得非常厉害并疼痛。痔疮就是肛门内部的静脉曲张，但有时候也会发展到体外，这称为痔疮脱垂；可能还会有一些出血。

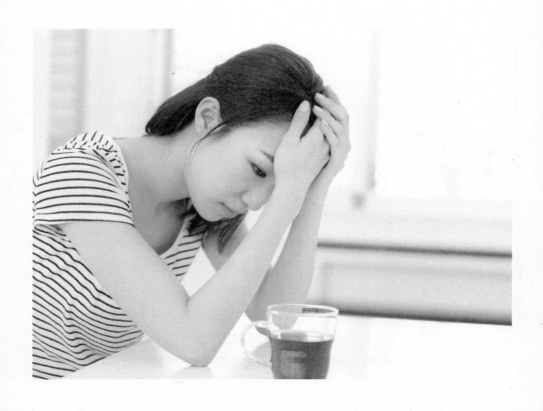

五、产科医生的私房建议

多喝水

生产过程中产妇会出现失血以及进食过少导致体液流失等情况，因此产后新妈妈应通过喝牛奶、果汁、纯净水等来补充水分。此外，为了给宝宝供应充足的奶水，也需新妈妈多喝汤、多喝水，以促进乳汁分泌。

在生产过程中，胎头下降会压迫膀胱、尿道，使得膀胱麻痹以及产后腹壁肌肉松弛，因而排不出尿。而膀胱过度充盈会影响子宫的收缩，也会导致产后出血。因此，尽快排第一次小便很重要。这也需要多喝水以促进排便。此外还有一些辅助方法，如听流水声，在下腹正中放热水袋，这些方法都可以促进膀胱肌肉的收缩，有利于排尿。

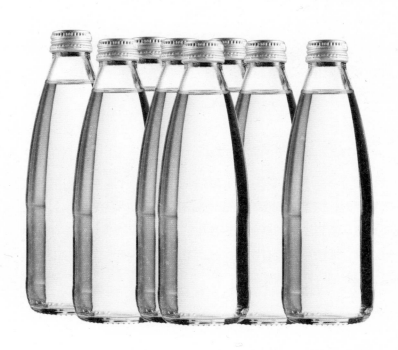

产后24小时自我护理：关注初乳

初乳是指新妈妈产后第一天分泌的少量黏稠、略带黄色的乳汁，初乳中含有大量的抗体，可保护新生儿免受细菌的侵害。因此，新妈妈一定要重视初乳，尽可能在产后24小时内给新生儿哺乳，以减少新生儿疾病的发生。而且，哺乳可刺激新妈妈的大脑，尽早地在产后第一天给新生儿哺乳，可形成神经反射，增加乳汁的分泌。

此外，新妈妈还应随时关注自己乳房的温度和硬度，产后24小时内最好给乳房进行按摩，揉散"奶块"。如果乳房摸上去有硬块，伴有红肿、热感，同时新妈妈出现发热症状，则很可能患上乳腺炎。

适当活动有助产后恢复

很多新妈妈在产后第一天基本上是躺着度过的，觉得这样可以帮助体力的恢复。事实并不是这样的，躺在床上不仅不利于体力的恢复，还容易降低膀胱的敏感度，阻碍尿液的排出，引起尿潴留，并可能导致血栓的形成。

其实，只要分娩顺利，产后新妈妈都可根据体力情况进行适当的运动。顺产的新妈妈可尝试在产后6~8小时坐起来，并下床走一走；剖宫产的新妈妈也可在术后24小时后尝试坐起和行走。不过，此时不宜长时间站立、久蹲，或做重活。通常，产后第8周就可逐渐恢复正常生活了，还可做一些轻缓的体操，有助形体的恢复。

产后不宜过早开始性生活

分娩之后新妈妈生殖器官必须要经过一段时间才能恢复正常，在这些器官、组织尚未复原时，应禁止同房。一般情况下，产后第6~8周时恢复性生活，对新妈妈的健康无碍。需要注意的是，产后性生活一定要采取有效的避孕措施。产后排卵即会恢复正常，即使月经没有恢复，也可能受孕，因此一定要采取避孕措施，具体可咨询医生采取何种避孕措施最佳。